身体運動・栄養・健康の生命科学 Q&A

骨格筋と運動

跡見　順子・大野　秀樹・伏木　亨編

杏林書院

[執筆者]

跡見　順子
東京大学大学院総合文化研究科生命環境科学系
身体運動科学　教授

石井　直方
東京大学大学院総合文化研究科生命環境科学系
身体運動科学　教授

大戸　恵理
東京大学大学院総合文化研究科生命環境科学系

大野　秀樹
杏林大学医学部衛生学公衆衛生学教室　教授

大平　充宣
鹿屋体育大学体育学部　教授

上　　勝也
大阪体育大学体育学部　助教授

木崎　節子
杏林大学医学部衛生学公衆衛生学教室　助教授

小堀　かおる
東京大学大学院総合文化研究科生命環境科学系
身体運動科学　助手

斉藤　満
豊田工業大学工学部　教授

征矢　英昭
筑波大学体育科学系　助教授

田中　幹人
東京大学大学院総合文化研究科生命環境科学系

田畑　泉
国立健康・栄養研究所健康増進研究部　部長

玉木　哲朗
東海大学医学部生体構造機能系
生理科学部門　講師

豊田　直二
千葉大学医学部解剖学第1講座　講師

中里　浩一
日本体育大学大学院体育科学研究科
健康科学・スポーツ医学系　助手

仁科　裕史
防衛医科大学校解剖学第2講座　助手

八田　秀雄
東京大学大学院総合文化研究科生命環境科学系
身体運動科学　助教授

播元　政美
東京女子医科大学医用工学研究室

伏木　亨
京都大学大学院農学研究科　教授

藤田　義信
東京大学大学院総合文化研究科生命環境科学系

的場　秀樹
徳島大学総合科学部　教授

丸山　工作
大学入試センター　所長

水野　一乘
東京大学大学院総合文化研究科生命環境科学系
身体運動科学　助手

依藤　宏
防衛医科大学校解剖学第2講座　教授

若月　徹
防衛医科大学校生化学第2講座　助手

渡會　公治
東京大学大学院総合文化研究科生命環境科学系
身体運動科学　助教授

（五十音順）

〔骨格筋と運動〕

序

　マシーンとしての骨格筋を構成する素子は他に類をみないほど1分子単位で解析されました．骨格筋の研究から生化学・生物物理科学・物理学・生物学に目覚めた研究者は国内でも外国でもきわめて多いことも故なしのことではありません．システマテックな構造と機能評価が可能であることが物理学的にも視覚的にも，また高いスポーツパフォーマンスを発揮したいスポーツマンにとっても限りなく魅力ある研究対象でした．現に骨格筋ほど生命科学の世界をリードしてきた研究対象はないかと思います．1980年代の中頃には骨格筋研究は力の発揮のモデルとしてだけでなく，生命の発生分化にはマスター遺伝子が関与するという概念を真っ先に提出しました．またカルシウムが生きるシグナル分子・収縮のシグナル分子であるという新しい概念を提出したのも骨格筋の収縮機構を研究していた江橋節郎先生が最初でした．巨大タンパク質コネクチンを発見した丸山工作先生を始め，骨格筋の研究は多くの優秀な研究者を世に輩出しました．この本ではコネクチンに関しては丸山先生自ら，また1分子ミオシンの発揮張力に関して運動の素過程項は原稿を柳田敏雄先生にチェックしていただきました．

　骨格筋が張力を発揮するという性質は運動を個体レベルでパフォーマンスから解析する方法の飛躍的な発展をもたらしました．筋線維という語はまるで伸び縮みするゴムのようなイメージをもたせ，筋線維が細胞であることをともすれば忘れさせました．使用性に肥大し，廃用性に萎縮するという骨格筋の特性は，外見からあるいは超音波やNMRのような機器を使用した量的変化の測定を可能にしました．このような特徴が個体レベルで解析する運動生理学やバイオメカニクスの基盤を作ってきました．

近年めざましい勢いで発展した生命科学は細胞を生命の単位と考えます．実は骨格筋は使用すると肥大し，使わないと萎縮するのは細胞の営み以外の何者でもありません．セントラルドグマという生命システムの根幹がこの適応変化の基本に働いて私たちは変わりうるのです．この数年でやっと力の発揮とその生命機構をつなげる研究が出始めました．骨格筋の発生分化に関してはかなりの論文が発表されていますが，骨格筋の適応機構はやっと研究のまな板に登ったところです．形態と機能がこれほどまでに連関している細胞・器官は他にないでしょう．この本は，骨格筋の生理学的側面は他の成書に譲り，できうる限り生命科学の原点から運動と骨格筋について再評価するように構成しました．筋線維とて細胞です．細胞の共通のしくみから考える方がはるかにわかりやすくシンプルです．筋の萎縮機構を説明する候補として特異的に変化をするタンパク質を追跡し，ストレスタンパク質に出会いました．ストレスタンパク質は骨格筋の適応過程の一部を説明する有力な候補です．生命科学から骨格筋を運動適応との関係で再考し骨格筋の研究に新しい息吹を吹き込むことができ，新しい概念が生まれることにいくらかでも本書がお役にたてば望外の喜びです．たよりになる骨格筋・面白い骨格筋・脳と切り離すことができない骨格筋，骨格筋を運動と関連させることで新しい世界が拡がることを期待します．

　最後に執筆にご協力いただいた方々，編纂にご尽力下さったもと杏林書院の市村　近氏，杏林書院の太田康平氏に厚くお礼を申し上げます．

編者　跡見順子
　　　大野秀樹
　　　伏木　亨

〔身体運動・栄養・健康の生命科学Q＆A〕

序

　最近の生命科学研究は，10年前には想像できないくらいの猛スピードで進んでいます．3年前の事実がもう古くなっているのですから，この時代に生きる研究者の一人として喜んでいいのか，悲しんでいいのか時として分からなくなります．そのような時代に生きているにも関わらず，ほとんど世の中とは孤立して動きがないようにみえるのが，体育学の分野です．骨格筋の分野もMyoDの発見以来，あまり動きがみられませんが，実は時代は動いているのです．そのような中で，運動の生化学的研究は少しずつではありますものの，進展がみられます．まだまだ現象論が多いのですが，それでも生命科学の考え方や方法論を取り入れて，ヒトの運動を生物としての運動の中で捉え，その本質に迫ろうという試みも出てきています．そして，本質に迫れば逆に応用への糸口も垣間みえてきます．
　体を動かすこと，食事をすることは，まさに"日常"以外の何者でもありません．日常生活の中で毎日を"健康に生きている"ことは，私たちにとってごく当たり前なことなので，それらを研究の対象にすることは必ずしもたやすいことではありません．高齢者が増加している現代日本において，健康を積極的に維持増進していくために運動と栄養の2本柱は極めて重要ですが，なぜ重要であるかのメカニズムはほとんど分かっておりません．このため，今回，運動・栄養・健康などに関する生命科学的アプローチをベースにした本を出版することは，さらなる研究の発展に寄与すると考え，この「身体運動・栄養・健康の生命科学Q＆Aシリーズ」を企画しました．この「Q＆A」シリーズが，"機能"を追求してきた運動生理学，"経験"を統計学的に体系化してきた栄養学からさらに一歩前進させ，それらの本体となる身体それ自身の根本的なルールにまで遡っ

て，このかけがえのない地球に生まれ育まれてきた命の躍動の原理に迫るための第一歩となることを期待します．

　最後に，このシリーズの企画に全面的なご支援を賜っている杏林書院の太田　博社長と市村　近氏には，心から感謝の意を表します．

総合編者　跡見順子
大野秀樹
伏木　亨

目　次

序文［骨格筋と運動］………跡見　順子・大野　秀樹・伏木　亨… 3
序文［身体運動・栄養・健康の生命科学Q＆A］
　　　　　　　………………跡見　順子・大野　秀樹・伏木　亨… 5

1. "分子の理解にうってつけの骨格筋"，されど細胞の
　　理解に適さなかった骨格筋の今日的理解を！………跡見　順子… 1
　　1. 機能＝成果との関係で研究されてきた骨格筋 …………… 1
　　2. 生命科学から骨格筋の運動に対する適応を考える ……… 3
　　3. 生命科学における骨格筋の位置と
　　　　骨格筋研究の中の生命科学の位置 ……………………… 5
　　4. 生体の階層性と細胞 ………………………………………… 6
　　5. なぜ，今骨格筋か …………………………………………… 7

─────── I. 骨格筋の生命科学的概念 ───────

Q1. なぜ骨格筋か？ ………………………………跡見　順子… 10
Q2. タンパク質とは？セントラルドグマとは？ ……跡見　順子… 12
Q3. DNAとは何か？遺伝子・遺伝学はどういう
　　　関係か？骨格筋のDNAはどこにあるか？………跡見　順子… 14
Q4. 筋線維は細胞か？ ……………………………跡見　順子… 16
Q5. モータータンパク質とは？ …………………………跡見　順子… 18
Q6. 滑り運動が収縮となり張力が発揮されるには？
　　　そしてエネルギーはどうかかわるか？………跡見　順子… 20
Q7. 細胞骨格とは？ ………………………………跡見　順子… 22
Q8. 3つの細胞骨格分子の特性は？ ………………跡見　順子… 24
Q9. 筋線維タイプとその起源は？ …………………跡見　順子… 26
Q10. 筋細胞は環境とどのようにコミュニケートするか？
　　　神経細胞との関係は？ ……………………………跡見　順子… 28
Q11. 収縮することと肥大することは同じか？ ………跡見　順子… 30

II. 肥大と萎縮

- Q12. 筋運動による遺伝子発現とは？ ……………………跡見　順子… 34
- Q13. 生体のタンパク質とその量的変化をどう捉える？
  （接着・張力発揮とタンパク質合成の関係）……跡見　順子… 36
- Q14. 筋細胞の分化とは？ ……………………………………跡見　順子… 38
- Q15. タンパク質の合成とは？ …………大戸　恵理・跡見　順子… 40
- Q16. タンパク質の分解とは？ …………大戸　恵理・跡見　順子… 42
- Q17. 筋の重量，筋におけるタンパク質の
  合成と分解を調節する因子とは？ ………………跡見　順子… 44
- Q18. 筋が肥大することとは？ ……………………………跡見　順子… 46
- Q19. 筋の細胞数は減少するか？ ………田中　幹人・跡見　順子… 48
- Q20. 筋は再生するか？ ……………………………………上　　勝也… 50

III. 収　縮

- Q21. 運動の素過程（分子）とは？ ………………………跡見　順子… 54
- Q22. 骨格筋組織の収縮はどのようにして
  起こるか？ …………………………………………跡見　順子… 56
- Q23. 骨格筋におけるCa^{2+}の役割と調節の機構は？…跡見　順子… 58
- Q24. 神経筋結合とは？ ……………………………………跡見　順子… 60
- Q25. 筋細胞の司令塔としての神経系の
  細胞・ニューロンとは？ …………………………跡見　順子… 62
- Q26. 骨格筋の収縮は逆に脳神経を刺激するか？ ……征矢　英昭… 64
- Q27. 収縮様式の違いとは何か？ ………………………小堀かおる… 66

IV. 張力の発揮

- Q28. 張力を伝えるには？ …………………………………跡見　順子… 70
- Q29. コネクチン／タイチンとは？ ……………………丸山　工作… 72
- Q30. 筋の細胞骨格とは？ …………………………………跡見　順子… 74
- Q31. Z線（Z帯，Z盤）とコスタメア構造とは？ …跡見　順子… 76

Q32. ジストロフィンとは？ ……………依藤　宏・仁科　裕史… 78
Q33. 基底膜とは？ ………………………水野　一乗・中里　浩一… 80
Q34. 筋腱接合部とは？ …………………中里　浩一・水野　一乗… 82
Q35. ストレッチ反応領域（SRE）とは？
　　　………………………………………藤田　義信・跡見　順子… 84
Q36. 筋紡錘とは？ ………………………………………跡見　順子… 86

──────── V．筋収縮のエネルギー ────────

Q37. ATPの再合成過程とは？ ………………………八田　秀雄… 90
Q38. 無酸素的再合成・有酸素的再合成とは？ ………八田　秀雄… 92
Q39. 乳酸はどこへ行く？ ……………………………八田　秀雄… 94
Q40. 筋が使うエネルギー源とは？ …………………田畑　　泉… 96
Q41. 筋細胞外からとりこむには？ …………………伏木　　亨… 98
Q42. グリコーゲンローディングとは？ ……………田畑　　泉…100
Q43. 酸素がなぜ必要か？ ……………大野　秀樹・木崎　節子…102
Q44. ミトコンドリアとは？ …………………………跡見　順子…104

──────── VI．筋線維組成 ────────

Q45. ミオシンのアイソフォームとは？ ……………跡見　順子…108
Q46. ミオシン以外の筋タンパク質の
　　 アイソフォームは？ ……………………………豊田　直二…110
Q47. 収縮構造・機能の差異は？ ……………………跡見　順子…112
Q48. エネルギー代謝に違いはあるか？
　　　………………………………………若月　　徹・大平　充宣…114
Q49. トレーニングで筋線維組成は変化するか？ ……的場　秀樹…116
Q50. 酸素運搬システムの差異は？ …………………斉藤　　満…118

VII. トレーニング

- Q51. 適応能力（トレーニング効果獲得）の
  分子的基盤とは？ ……………………………跡見 順子… 122
- Q52. ストレスタンパク質・シャペロンとは？ ………跡見 順子… 124
- Q53. 骨格筋の肥大に影響を及ぼす因子は？ …………玉木 哲朗… 126
- Q54. 骨格筋の萎縮に影響を及ぼす因子は？ …………跡見 順子… 128
- Q55. レジスタンストレーニングとは？ ………………石井 直方… 130
- Q56. $\dot{V}_{O_2}max$・LTとは？ ……………………………跡見 順子… 132
- Q57. エアロビックトレーニングの至適強度とは？ …跡見 順子… 134
- Q58. 体重コントロールに何が関係するか？
  ……………………………………播元 政美・跡見 順子… 136
- Q59. ヒトのからだの上手な使い方の原理は？ ………渡會 公治… 138
- Q60. 生命科学から考えるトータル健康法とは？ ……跡見 順子… 140

資料……………………………………………………………………… 142
索引……………………………………………………………………… 159

"分子の理解にうってつけの骨格筋",されど細胞の理解に適さなかった骨格筋の今日的理解を!

1. 機能＝成果との関係で研究されてきた骨格筋

　得られる科学的データは,その方法論によって決定される.方法論の発展により新しい科学的概念が形成される.ヒト個体の運動「身体運動」は,個体丸ごと測定できる方法論の発達により研究されてきた.運動の描写は,運動生理学的には,運動を産み出すためのエネルギーを酸素摂取量として,発揮する力を筋力として,そして動き自体をバイオメカニクスとして解析してきた.

　動物を特徴づける「個体の運動」という現象は,生物学的には,食物の捕獲,他の個体との格闘や追跡・逃走として意味をもつであろう.動物は植物と異なり自給自足できない存在である.したがって外界に積極的に働きかけることはその生存にとってきわめて重要である.運動によりヒトが発揮するパフォーマンス(作業成績)は価値をもち,「身体運動科学」はその測定方法論の発達とともに発展してきた.スポーツというきわめて文化的な活動は,その延長線上の行為である.それらのヒトが成す「個体の運動」の中身も,個体を対象として現在では,運動の直接のエネルギーであるATPや筋肉量,あるいはほぼ組織レベルでの体内物質の局在,そして酸素消費の変化もNMR・赤外線分光法[*1]などにより解析できるようになった.

　一方,分子レベルでの運動の解析は,運動を引き起こす分子であるミオシンとともに発展してきたといっても言い過ぎではない.ミオシンとアクチンを筋から精製してきてATPを加えると起こる超沈殿,スライドガラス上で蛍光色素でラベルした両分子間の相互作用の結果の"運動"の顕微鏡観察,「動き」が実際に目にみえたのである.ここに誰もが"生命"を感じた.骨格筋の収縮機構は「生化学」の歴史とともに明らかにされてきた(表1).動く性質に魅せられた人々は該当する分子および動きを担う装置について膨大な研究を積み重ねてきた.電子顕微鏡の発明は骨格筋内の整然とした分子の組織化が収縮の位相によって変化するという現象を提示し,その構造の変化から「滑り説」が提出され,その仮説はその後証明され昨年ついに究極の問題である「化学的エネルギー」の「機械的エネ

表1　筋収縮の機構の発見の歴史（文献1より作成）

年	内容
1859	塩存在下での筋の抽出物（溶液状）は水でうすめると沈殿を生じる（キューネ）．この物質をミオシンと名付ける．キューネはトリプシンの発見者．
1883	生物のからだの機能にカルシウムが必要（リンガー）．
1919	乳酸学説（筋の収縮のエネルギー源は乳酸）（マイヤーホフ）：無酸素下で発揮した張力と産生した乳酸が比例する（1922 この説でノーベル賞受賞）
1925	ウサギの筋から抽出したミオシンは細長い粒子である（流動複屈折装置による；ジョン・エドサル）．
1927	ピロリン酸，AMPの発見（ATPの発見はまだ．ATPは不安定なので抽出の成功は遅れる）．
1929	ATPの発見（カールローマン・フィスケ・サバロウ）　筋の抽出物は冷蔵庫に保存すると乳酸を産生する．室温で放置しておいた筋抽出物に新鮮な抽出物質を加えると乳酸を合成する能力が回復する．このことから，「乳酸を作るのに必要で熱に弱い物質がある」（フィスケ）．
1932	ビタミンCの発見（セント・ジョルジ）．
1934	クレアチンキナーゼの発見（CP→C+Pi, ADP+Pi＝ATP反応の酵素）．
1934	注射器で押し出した濃いミオシン溶液からミオシンの糸ができる（ハンス・ウェーバー）．
1935	ATPの構造発見（牧野・ローマン）． ミオシンはATP分解酵素として働く（エンゲルハルト）．
1936	細胞呼吸の経路（クエン酸回路のこと，ただしクエン酸の役割未発見）を発見（セント・ジョルジ）．
1940	塩化カルシウム溶液中で筋肉が収縮する（ハイルブラン）．
1942	ミオシンの粘度とATPの関係（ATP存在下では粘度が低く，ATPのない状態では粘度が高い：オストワルドの粘度計使用）（セント・ジョルジ）． アクチンの発見（シュトラウプ，セント・ジョルジ）．
1943	アクチンの重合発見（シュトラウプ）．
1942—1943	アクトミオシン[2]とATPの関係の発見．
1950	アクチン1分子がATP1分子を結合し，重合でADPへ分解する．
1951	セントジョルジ「筋収縮の科学」．
1952	「筋には弛緩因子」がある（マーシュ）． カルシウムを加えると弛緩因子により弛緩した筋は再度収縮する（ベンダル）．
1957	筋収縮の滑り説（電顕像：ヒュー・ハックスレー）（A帯・I帯間の滑りと架橋クロスブリッジ：架橋とはミオシン頭部，ATPのエネルギーを使いながらアクチンフィラメントをサルコメア中央方向へ滑らせる）． 「首振り説」（AFハックスレー）から．サルコメアが2μm付近で最大の張力発生，さらに長いと張力は低下する．
1961	ADPと無機リン酸からATPができる（水素イオンの流れのエネルギー利用）（ピーター，ミッチェル）． 筋収縮のカルシウム説（江橋節郎，アンネマリー）．
1962	筋の収縮のエネルギー源はATP．
1967	ミオシンの電顕像（スーザン・ローウィ）：ミオシンは球状ヘッドをもつ． アクトミオシンのアクチンの矢尻構造（野々村禎昭）． アクチンの電顕構造（石川春律）．
1968	ミオシンのATP分解反応の素過程提出（殿村雄治）：M+ATP→M・ATP→M・ATP・P→M+ADP+P．
1970年代	ミオシンの分子量がおよそ52万であることに落着．
1971	アクチンのアミノ酸配列の判明．
1983	植物の原形質流動はアクチンがミオシンのレールであることを実証（マイケル・シーツとトーマス・ポラード）．
1986	「滑走測定法」（スプーディッチ）：スライドガラス上のミオシン上を蛍光標識したアクチンが滑走する．
1990	アクチンの結晶解析． ATP1分子の加水分解でアクチンフィラメントが10〜50nm動く（5μm/sec）（柳田敏雄）．ミオシン頭部1個あたり発揮する張力は約1兆分の1ニュートンで骨格筋で発生する張力と等しい． しかしまだATPの化学エネルギーを運動エネルギーに変換させるしくみは不明．
1993	ミオシンS1の結晶解析（イアン・レイモント）．
1999	ATPの加水分解の化学エネルギーがミオシン首部・頭部で伝達され構造変化をもたらすことが実際に示された（須藤和夫ら）．ミオシン1分子のATP加水分解でアクチン1分子（5.5nm）ごとに歩く速度を算出（柳田敏雄ら）．

ギー」への変換がミオシン分子内で実際に起こることが証明された．ミオシンというタンパク質の分子構造内でエネルギーがトランスファーされ，実際にミオシンの首が動くことが鮮やかに証明された．このすばらしい筋収縮に関連する研究は，溶液中での動きを担う生体物質の機構を提示した．さらに驚くべきことは，骨格筋の出力に関して個体レベルでも分子レベルでも相応な関係がみられる点である．その理由は骨格筋の力発揮のためのタンパク質の構造化にある．機能に目を向ける限り個体での研究と分子での研究とで十分でありほとんど細胞の出る幕がないのが骨格筋のきわめて特徴的なところである．

2. 生命科学から骨格筋の運動に対する適応を考える

骨格筋は一過性に収縮し張力を発揮するだけでなく，継続的に筋収縮運動を続けていると肥大したり，逆に使用しないとみる間に萎縮したりする．このような運動に対する「骨格筋の適応」という現象は構造タンパク質の生化学的相互作用だけではおこらない．"適応"は生命過程であり，DNAに対する働きかけである．この過程は1つ1つの細胞単位で制御している過程である．分子のなす仕事は骨格筋という量あるいは1分子でもそれなりに正当に考えることができる．しかし，「適応」という"いまここにあるタンパク質が量的に増減する"という現象の制御機構は，機能の単位である骨格筋という組織レベルで考えるよりも生命の単位である個々の細胞レベルでしか考えられない現象である．

細胞は都市にたとえられる．時空間的に機能的に配置された都市のようである．細胞の発見は古く，形態的特徴は30年前の小中学校の教科書にも掲載されている．しかし単なる区切りでしかなかった．

生体は階層性をなしている（図1）．個体も細胞も外界から独立した世界である．「生きている」状態とはつねに動的定常性が維持されている状態である．常に「新しく造り」「壊す」ことができなければならない．新しく造る」のは細胞単位で持っているシステムが対応する．必要に応じて変化する「適応」は細胞の能力である．「細胞・組織」，「組織・個体」を結ぶシステム（細胞外基質・神経系・ホルモン）も細胞が造ったものあるいは細胞自身である．しかし「機能」は細胞からのみ生まれるものではなく，分子，細胞あるいはそれらと他（環境）の関係からも生まれるために「機能」の対照となる「物質」が見えにくい．したがって生命の根幹を説明するセントラルドグマ，DNAの構造の意味，タンパク質，それらの物質が発現し機能する細胞という"場"がそろってはじめて適応過程を論理

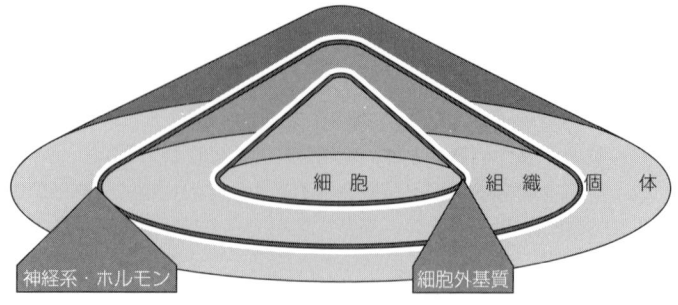

- 細胞も個体も外界から独立した世界である．
- 「細胞・組織」，「組織・個体」を結ぶシステム（細胞外基質・神経系・ホルモン）も細胞が造ったものあるいは細胞自身である．細胞は自ら自分の周囲の環境を創る．
- 「生きている」状態とはつねに動的定常性が維持されている状態である．
- 常に「新しく造り」「壊す」ことができなければならない．「新しく造る」のは細胞単位で持っているシステムが対応する．
- 「適応」は細胞の能力である．

図1　生体の階層性

的に研究する背景が出そろったともいえるだろう．

　生命の理解を飛躍的に前進させたのは何といっても今世紀の最大の発見の1つであるワトソンとクリックの二重らせんの発見と遺伝情報の流れの物質的基礎が提出されたことであろう．DNAの配列の中に生命情報のすべてが記載されていると考えられた．物質の構造の中に遺伝の原理があった．さらにその情報を実質に変換する論理"セントラルドグマ"まで提出された．しかもその一連のシステムをつくる論理は，生体物質そのものの構造と物質の相互作用の中に存在する．しかし生命科学的には，これに加えて「細胞が生命の基本的単位である」という理解が必要である．細胞は反応の場を提供するだけでなく，溶液中に溶けていない多くの固相を形成する構造体が適切に配置された反応の場である．さらに細胞は複製能をもつだけでなく，適応能をもつ．

　細胞が生命単位であることを理解するための典型的な例は細胞のストレス応答とストレストレランス現象である．細胞がストレス耐性能を獲得するという「ストレストレランス」の現象はスポーツ科学の分野での主課題である「トレーニング」効果，つまり適応過程の原理を示唆するようでもある．細胞はストレスがかかると遺伝子発現を切り替えストレスタンパク質を発現させ，ストレスによって生じた変化を修復しようとする．ストレスタンパク質はストレスで誘導されるだけでなく，構成的に発現しており，

おそらく進化の過程で生命の基本システムに組み込まれ，生命機構それ自体の成立にかかわってきたといえる．外界からのストレスに応答する過程そのものが「生きている」ことであるといえる．睡眠は休養に必要であるが，過剰な寝た状態は多くのストレスを低下させ，やがては諸々の機能の低下あるいは細胞の死に至る．細胞も個体も機能的に活動して初めて生が保障される．「生きている」「生きる」ということは活動を維持することである．

3. 生命科学における骨格筋の位置と骨格筋研究の中の生命科学の位置

図2下に生命の歴史上の概念形成に重要な発見を示した．表1に示した骨格筋の収縮機構上の重大な発見と対峙させてほしい．生体機械の典型的モデルとして解析されてきた骨格筋と細胞の関係はどうか．その関係は「細胞の分子生物学」という本の中での骨格筋の取り扱いのされ方が示唆している．骨格筋に対する説明は，「細胞の分子生物学 第二版」の「細胞骨格」の章の冒頭から，第三版では，同じ章の最後に移動した．この変化の裏には，細胞骨格に関する急速な研究の進展が背景にある．「骨格筋の収縮機構」は，アクチンという細胞骨格分子と相互作用するミオシンというモータータンパク質が主要な働きをする特例として位置づけられたことを意味している．現在でも"細胞"と連関して考える現象として，細胞増殖の盛んながん細胞や発生・成長にかかわる現象だけを考えている人が専門家・一般人を含めてほとんどではないであろうか．現在でも人体生理学と人体解剖学は教えるが，細胞生物学は教えないところが医学部は除きヒトに関する生物科学分野である体育・スポーツ科学・栄養学あるいは生理学などの領域ではほとんどである．したがって個体の機能として明らかな「骨格筋」が発揮する力や「運動」に関しては，ほとんど細胞生物学的理解はなされていない．その主たる理由は，機能が外からパフォーマンスとして測定できる対象は，機能解析に必ずしも細胞という概念は必要とされないからである．ミオシンアクチンの相互作用は「運動」を産み出し，測定方法を変えると張力を測定できる．どこに細胞が必要とされるか．まさにこの点が，運動を産み出すミオシンというタンパク質の偉大な点であり，"分子の理解にうってつけの骨格筋"，されど細胞の理解に適さなかった骨格筋，したがって一番遠かった生命科学・分子生物学的理解を帰結する点である．最近1分子の発揮するミオシンの力が測定された．このことは生物物理学の世界の最大の興味であったし現在もそれは変わっていない．

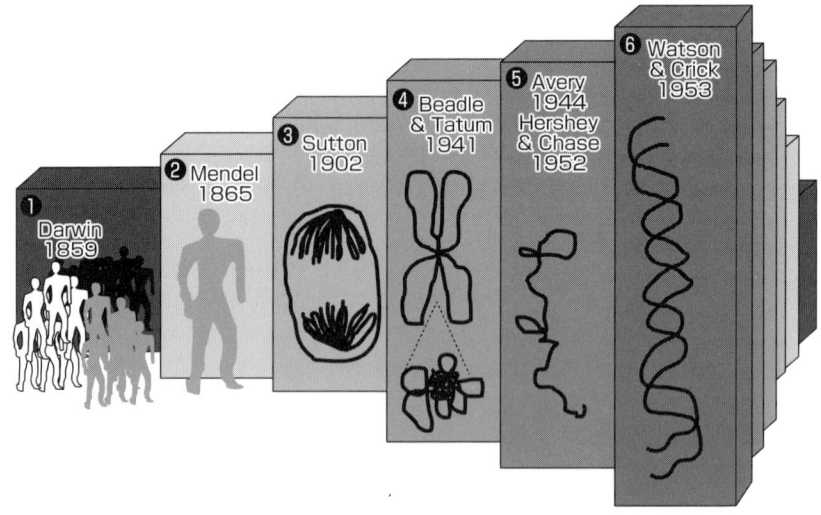

- ❶ Darwin Wallace 1859　生物の集団での変化に関する法則「進化と適応：自然淘汰」
- ❷ Mendel 1865　生物個体で表現形質の遺伝に関する法則
- ❸ Sutton 1902　細胞内の染色体の行動の観察（X，Y性染色体の卵，精子への分離）
- ❹ Beadle & Tatum 1994　「遺伝」「遺伝子」の機能の実体化：酵母へのX線照射による生合成過程への変異の導入実験から遺伝子の細胞の中での生化学的役割（1遺伝子1酵素説の確立）を同定
- ❺ Avery 1944 Hershey & Chase 1952　細胞内でのDNAの相互作用
- ❻ Watros & Crick 1953　DNAの二重らせん構造の発見

図2　生命科学の歴史的な発見（「DNA Science」から）

4．生体の階層性と細胞

　生物の体は，単純にさまざまな臓器や細胞の寄せ集めでなく，階層性をなしている（図2）．個体→組織→細胞→（細胞内小器官）→分子という階層性が単純に理解できないのは，その階層性が二重あるいは三重構造をなしているからであろう．個体は全一性をもつが，細胞も全一性を有する．全身を統御すると位置づけられる脳も細胞同士がネットワークをつくった連結体でしかない．入力である感覚器と出力系である効果器の間を仲介する介在ニューロンが膨大に増殖し連絡網を形成してしまったのが脳である．神経細胞のターゲットは筋細胞と腺細胞である．他の臓器，とくに消化器系の調節は血管系（つまり血管平滑筋）の調節による．自分の興奮を相手に直接的に伝達してしまう構造体をつくり，さらにその結合によって自分の生が保証される性質に分化してしまった点である．通常，細胞は，

同じ細胞どうしで結合するかあるいは一定の基質（細胞外基質）に結合する．同じ基質に結合する細胞を同一細胞とする．このことは基質（つまり相手）により細胞の性質が決定されることを示唆する．細胞が分泌する物質が細胞どうし（組織間）のコミュニケーションの手段となっており，ホルモン（あるいはサイトカイン）と定義されている．細胞は常に自分の生きる環境を感知し，環境に応じた自分の生存の場を常に再構築している．個体内環境はつまり細胞の生きる環境＝場である．個体の運動＝身体運動は，細胞に生きている場からのシグナルを恒常的に与え続けることなのかもしれない．単細胞動物であるが，食糧の多寡で子実体[*3]を形成し，あたかも1つの（多細胞）生物のように振る舞う細胞性粘菌[*4]は，複雑にみえる多細胞動物であるヒトの身体の階層性を理解する手助けとなる．外環境の栄養素の減少に応答して分泌するcAMPは，ヒトにおいて交感神経刺激により細胞が応答する細胞内シグナル因子である．粘菌は同時に受容体をも発現し，自分も応答することにより組織様，個体様の集合を行なう．

　このように基本的には細胞は細胞一個で生命体として行動する．また基本的に生体の多くの細胞は，基質あるいは他の細胞と接着し生きている．接着することにより，足場をつくり足場依存的に伸展することにより，分子相互の機能の場を保持する．接着していない細胞は一生が短く核が特殊である．赤血球は脱核され分化後の短い生涯を遊離の単細胞として終わる機能分子のようである．最終分化した精子はその短い一生の一時期，白血球は機能するまでは遊離の単細胞として存在するが，いずれも特攻隊のようにそれ自身の死により機能を果たすべく運命づけられた特殊な細胞である．

5．なぜ，今骨格筋か

　アメリカの科学雑誌サイエンスに"Stretching is good for a cell (Science 1997)"という記事が掲載された．「ストレッチは細胞によい」とはどういう意味であろう．骨格筋に対するストレッチの効果を思い起こさせる．実際に運動やスポーツの準備運動，整理運動として広く行なわれているストレッチ運動は，細胞のストレッチとどのように関係しているであろう．心筋のストレッチに関するシグナル伝達系の研究の進展はめざましいものがあったが，心筋細胞の恒常的なストレッチによって引き起こされる代償性肥大は病的な適応である．骨格筋の肥大はパフォーマンスを向上させる場合が多いが，心筋の肥大は健康に必ずしもよくないというわけではない．細胞へ機械的刺激を与えること，あるいは細胞が発生する機械的

張力は，生物の存在にとって本質的意味を持っているということが証明されつつある．骨格筋の研究を通じて，個体の運動を担う唯一の分化した組織である骨格筋の機構を理解すると同時に，ひろく生命科学のなかに位置づけることにより，骨格筋の典型的な適応「使用性肥大廃用性萎縮」の機構を明らかにすることができるであろう．生体への刺激に対する多くの応答機構の中で遅れている機械的刺激や張力が生命機構の本質にかかわる機構に迫れるのかもしれない．ミオシンによる生体分子発現機構の突破口が開かれ，シグナル分子としてのカルシウムの重要性を示し，MyoDの発見で組織特異的遺伝子発現機構の幕があいた．骨格筋が，生命科学の概念形成に果たした役割は大きい．機能と構造がこれほどまでに対応している組織はないだろう．骨格筋の適応機構に関する研究はまだ夜明け前である．運動することにより活動性を維持できる機構はまったく明らかにされていない．

　生命に生きる意思があるのが生命とするなら，随意筋である骨格筋は生きる意思の発現でもある．骨格筋が発揮する大きな力の向上に目をむけるよりも，動物の本質を発現する意味での運動と骨格筋に，そしてその大きな適応能力の機構に目をむけようではないか．　　　　　　　　［跡見　順子］

[文　献]
1) 丸山工作：筋肉の謎を追って．岩波書店（1998）
2) Alberts B et al：中村桂子他監訳，細胞の分子生物学 第3版．教育社，1-401, 787-861, 949-1009, 1139-1193（1995）
3) Micklos DA and Freyer GA : DNA SCIENCE. Cold Spring Harbor Laboratory Press, 1-198 (1990)
4) 跡見順子：細胞分子生物学・地球生物学から身体運動を科学する．東京大学教養学部体育学紀要29：1-19（1995）
5) 日本体育学会第50回記念大会特別委員会編：21世紀と体育・スポーツ科学の発展　第1巻．杏林書院，24-33（2000）
6) Keis T and Vale R ed : Guidbook to the Extracellular Matrix, Anchor, and Adhesion Proteins. A Sambrook & Tooze Publication at Oxford University Press (1999)
7) Keis T and Vale R ed : Guidbook to the Cytoskeleton & Motor Proteins. A Sambrook & Tooze Publication at Oxford University Press (1998)
8) Gething M-J ed : Guidbook to Molecular Chaperones and Protein-Folding Catalysts. A Sambrook & Tooze Publication at Oxford University Press (1997)
9) 今堀和友他監：生化学辞典　第3版．東京化学同人（1998）
10) 村松正実他編：細胞生物学辞典．東京化学同人（1997）
11) 八杉龍一他編：生物学辞典　第4版．岩波書店（1996）

I. 骨格筋の生命科学的概念

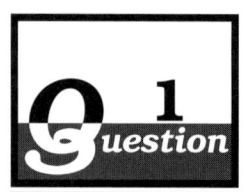
なぜ骨格筋か？

Answer　身体運動を生命科学的に理解するには，骨格筋を2つの側面に分けて理解する必要がある．①骨格筋の収縮する性質と収縮力が張力に変換される構造を分子レベルで考える．②生命単位である細胞で考え，個体として行なう身体運動や適応効果と理論的に関連づける（図1）．

　骨格筋を構成するタンパク質の構造と機能の関係は，細胞膜を破壊しても残るように，細胞という粋を飛び越えて存在する．筋線維という名称の意である．上記①の側面は，ヒトの場合，細胞の運動と個体の運動をつなぐのは骨格筋である．ヒト・生物は，個体として骨格筋の発揮する張力により地球上の重力場に抗して姿勢をとり移動することができる．主体的な意志の表出にも骨格筋＝随意筋の収縮が必要である．脳は骨格筋なしに機能することはできない．図2に分子の構造に内在する"運動"を，個体の意志としての運動にするためのさまざまなレベルでの制御系を「運動の階層性」として示した．すなわち個体の運動は，高エネルギーリン酸化合物（ATP）と結合し，分解することにより自らの構造変化＝分子内「運動」をするモータータンパク質を空間的時間的な（効率化も図り）さまざまなレベルで制御し，神経細胞との異種細胞間特異的結合をもち，個体の意志と連関させ，身体運動（随意運動）を実現させた（図1左）．

　第2の側面（図1右）として，骨格筋を生命科学的に理解するための要点を述べたい．骨格筋の機能と遺伝子発現の連関機構に関してはほとんど研究が進んでいない．筋線維を細胞として位置づけるには，他の平均的な細胞の定義や特性と比較検討してみることが必要であろう．骨格筋は筋細胞が基底膜（細胞外基質つまり足場）を介して集合した組織体で，タンパク質・DNA・セントラルドグマ・細胞・接着・細胞骨格・遺伝子発現・分子の形態と機能の対応性などの生命科学の基本的概念を理解するのにかなり適した対象である．骨格筋の特徴は骨に結合しており，常に筋細胞（筋線維）は適度に伸張された状態で保持され，長期間短縮した状態で保持されると筋細胞や筋衛星細胞の多くは細胞死に至る．この現象は一般的な接着性の培養細胞でも観察されており，細胞は適度に伸張され構造を維持することや接着を介して外界からシグナルを受容することが必須であり

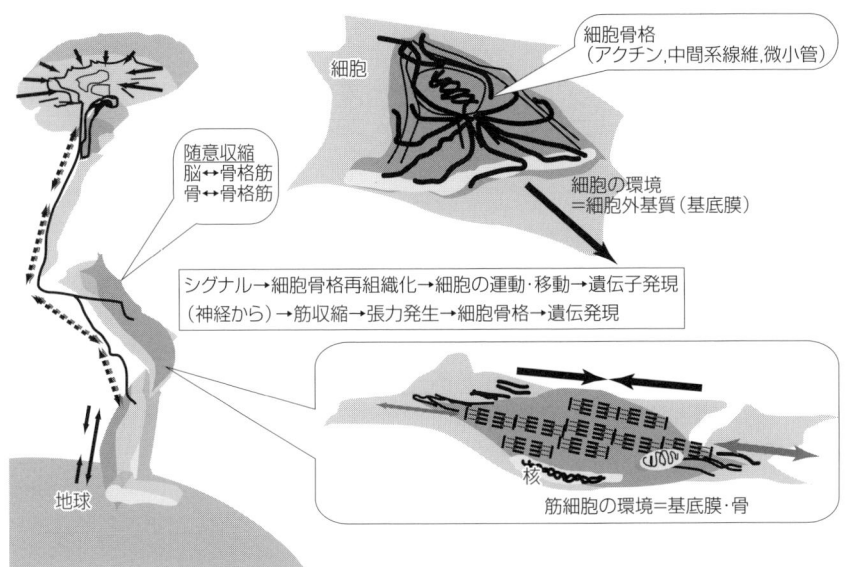

図1　身体運動を骨格筋・脳神経系と細胞との関係から考える

```
モータータンパク質：ATPとの相互作用による分子
                    構造内運動
       ↑↓
ミオシン・アクチンサイクル：ミオシンの構造変化の
                            反復維持
       ↑↓
筋原線維制御系：ミオシンとアクチンの相互作用を
                カルシウムで制御するシステム
       ↑↓
細胞間制御系：神経細胞と筋細胞との間の収縮制御
       ↑↓
神経系制御（運動する意志とは？）
        脊髄↔大脳↔小脳↔脊髄
```

図2　運動の階層性

生きるための構造化の原理である．図1右に示した細胞と基質との関係により，動きを生み出す細胞骨格の重要性が示唆され始めている．骨格筋のミオシン・アクチンを中心として筋原線維も細胞骨格が特殊化したものと考え位置づけなおす必要がある．骨格筋に関する研究は，目による観察と張力発揮という機能により，ミオシン，Ca^{2+}，MyoD[*5]の発見など生命科学を飛躍的に発展させた．個体の運動時に生じる生体内の細胞への機械的刺激は，ホルモンなどの液性因子とともにを運動の影響を考える重要な因子となるであろう．

[跡見　順子]

[文献]
1) Ingber DE : Tensegrity the architectural basis of cellular mechanotransduction. Annu Rev Physiol 59: 575-599（1997）
2) Bray D : Cell Movement. Garland Publishing, 75-158（1992）

タンパク質とは？セントラルドグマとは？

Answer われわれの身体を形作っているのはタンパク質である．タンパク質はさまざまな形をつくることができる．タンパク質の機能は，水溶液中（および他の物質との相互作用により）の3次元構造で決定される．鎖状につながったアミノ酸とその配列によって3次元構造が決まる．生物が採用しているアミノ酸は20種類ある．アミノ酸は両性イオンつまりアミノ基，カルボキシル基と，側鎖をもつ．2つのアミノ酸が両基間で縮合し，ペプチド結合ができる（図1）．ペプチド結合面は平面だが，側鎖をもつので立体的となる．アミノ酸は側鎖の性質により側鎖非極性（疎水性），極性（親水性：電荷をもつもの；塩基性・酸性，非電荷型）に分けられる．タンパク質の構造を決めるアミノ酸で特徴的なのは，回転の自由なグリシン，疎水性の環構造をもつが回転の自由なプロリン，サブユニット間での結合を可能にするシステイン（S-S結合），そしておおまかには疎水性アミノ酸はタンパク質の構造の内部に，親水性アミノ酸は外側に配置する．アミノ酸の配列による特徴的な3次元構造，αヘリックス，βシート，ランダムコイル構造が大体のタンパク質の形をつくる．ミオシンの尾部はαヘリックスの代表である．

このアミノ酸の配列は一元的で各アミノ酸のアミノ基と他のアミノ酸のカルボキシル基が結合する（ペプチド結合）ので，片方の端はアミノ（N）末端，他の端はカルボキシル（C）末端となり，細胞内では，N端からC末端の方向へ合成される．これは2本鎖DNAのセンス側の配列に対応する．3つの塩基で1つのアミノ酸をコードするコドン（暗号：全生物に共通）としてDNA上の情報はアミノ酸のつなぎとして変換され実体であるタンパク質として細胞内に合成される．この変換を司っているのが，RNA（mRNAとtRNA）である．mRNAはDNA配列のうち情報を持つ部分（コード領域）に対応する．tRNAは相応するmRNAとアミノ酸の両方に物理化学作用で結合する部位をもち，mRNAの情報に応じたアミノ酸をつれてくる．アミノ酸に対応して20種類のtRNAがある．DNAの3連符にコードされた情報は，mRNAに読み換えられ，tRNAを介してタンパク質へと流れ，実体となる．これをセントラルドグマとした（Crick

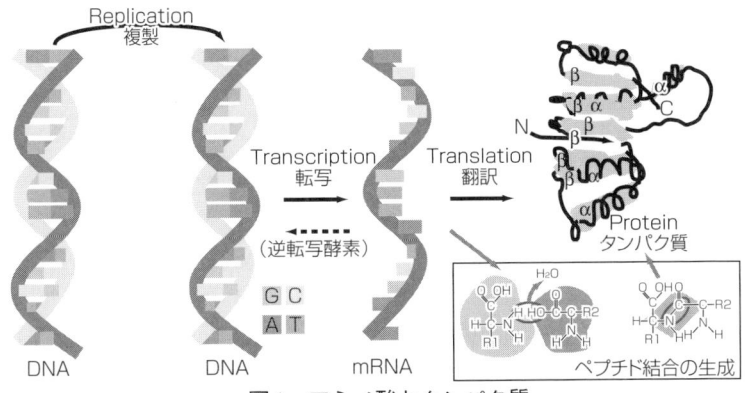

図1　アミノ酸とタンパク質

1957).

　タンパク質の一次配列上のドメイン，あるいは3次元構造をとったときの立体的ドメイン（必ずしも配列上では続いていない）構造などにより，異なるタンパク質どうし（基質とタンパク質，同じタンパク質どうし）で複合体を形成することができる．他の分子や基質と相互作用する際には，程度の差こそあれ立体構造の変化が伴うものと考える．同じ物質同士での結合を重合といい，アクチンは重合すると線維構造F-アクチンを，チューブリンは中空の管状構造微小管を形成する．ミオシンもまた尾部どうしで重合し，アクチン線維と相互作用して筋原線維の基本構造を形成する．

　糖質代謝など細胞内でのタンパク質以外の基質と相互作用し分解（異化）するのも基質とタンパク質の相互作用による．つまりタンパク質はその形の維持が機能発現に必須である．種々の細胞内物理的化学的環境の変化（温度，pH，イオン濃度，カルシウム濃度，リン酸化など）は構造の変化を惹起する．これらわずかな構造の変化を認識し，もとにもどす機能をもつのがストレスタンパク質シャペロンである．多くの場合それ自身は安定であることが多く，細胞内でのタンパク質複合体の動的維持に働いている．

[跡見　順子]

[文献]
1) Micklos DA and Freyer GA : DNA SCIENCE. Cold Spring Harbor Laboratory Press. 1-10 (1990)
2) Voet D and Voet JG : 田中信雄他訳，ヴォート生化学（上・下）．東京化学同人，47-178，691-893（1990）

Question 3 DNAとは何か？遺伝子・遺伝学はどういう関係か？骨格筋のDNAはどこにあるか？

Answer　DNAが情報の担い手になりうるのは，コピーを作る（相補的complimentaryなものを作る）原理を分子の相互関係の中にもっているからである（図1）．コピー作成は「遺伝」の原理である．材料は4種類しかない．うち2つずつは似た構造*6をもっている（図1A）．これらの分子間の2種類の関係つまり隣同士の関係（重合）と向き合った関係（水素結合による相補的な関係）にコピー作成の原理とルールがある．4つの分子は互いに（共有）結合（重合）できる（図1B）．結合には方向性がある．さらに互いに認識する別の手をもっている（図1C）．その手（水素結合）は2本か3本であり，当然2本ずつ，あるいは3本ずつどうしで結合する．互いの関係は相補的である．結合していないフリーの素材があれば，1本鎖の鋳型をもとに二本鎖が形成される（図1D）．A=T，C≡Gが結合する（図1E）と平面ができるのでコンパクトに積み重ねることができる．さらにAT，CG間距離の差により，わずかな捻りが生じ二重らせん構造を形成する（図1G）．全長数mもあるDNAは，転写つまりDNAの情報を読みとる時には一定の個所が瞬時にほどける必要があり，システマティックに構造化されている必然性がある．細胞分裂中期のDNAの染色体*7構造から，凝集した一部の伸びたループとなっている部位をほどいてみると，図1G→Iのような4段階の構造化がみられる．二重らせんはヒストン8量体タンパク質を2巻き（約180 bp）する「糸を通したビーズ型のクロマチン構造（ヌクレオソーム*8）」をとり，さらに高度に構造化された30 nmクロマチン線維構造を形成している．

　真核生物の細胞はDNAを核内に保有しており他の細胞内小器官などのシステムと隔離している．大腸菌やもと寄生細菌であったと考えられるミトコンドリアのDNAは隔離されず，常に活性酸素などの変異を起こす要因に直接曝されている．受精時には両親の異なる2組の相同な染色体間に相補的な部位が対合し，組換えを起こし，両親からのDNAが混合する．これにより両親のDNAが子に受け渡される．これを遺伝という．アミノ酸に翻訳されうる一続きの単位に相当するDNAの配列を遺伝子という．1つのタンパク質となる機能的な単位である．運動による遺伝子発現とは，

I. 骨格筋の生命科学的概念　15

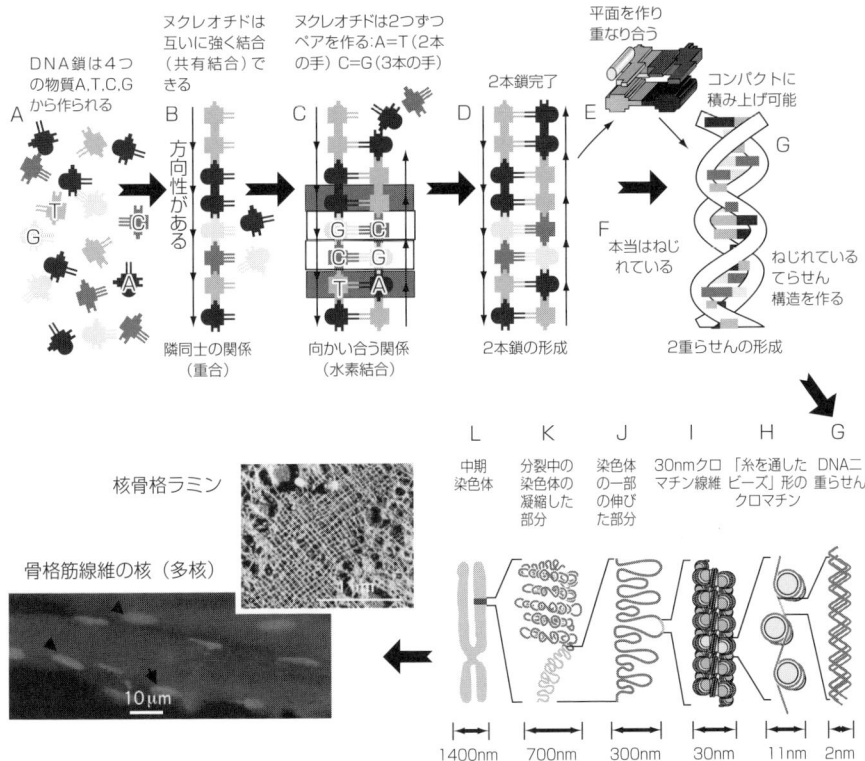

図1　DNA二重らせん構造の成立と構造化と核への局在

DNAを複製することではなく，DNAから相補的な情報をRNAでつくり，タンパク質に翻訳することである．

　骨格筋線維はたくさんの筋芽細胞が融合した結果融合した数だけの核をもつ多核の細胞である（図1左下）．細胞膜直下に移動し基底膜直下の細胞膜内に存在することになる．核内には細胞骨格の1種の中間径フィラメントの仲間であるラミンがメッシュワーク構造を編み強度を与えている．Bタイプラミンは核膜とDNAを結合し，安定化している（図1左下）．

[跡見　順子]

[文献]
1) Darnell J et al : Molecular Cell Biology 2nd. Scienctific American Books, 681-708 (1990)
2) Alberts B et al : 中村桂子他監訳，細胞の分子生物学 第3版．教育社，89-138, 335-399, 863-946（1995）

筋線維は細胞か？

Answer 骨格筋細胞は通常筋線維と呼ばれる．細胞が線維のように細長く，伸縮するからゴムのような線維のイメージは当たっている．しかし，筋線維という言葉はそれが細胞であることを忘れさせてしまう．筋収縮の継続的な繰り返し，つまりトレーニングにより筋線維は肥大する．肥大はタンパク質が増加した結果なので，筋線維はDNAの遺伝子情報をもとにセントラルドグマに基づき遺伝子発現・タンパク質の合成を行なっている細胞であることがわかる．真核生物の細胞は核をもちDNAを擁している．細長い細胞が多い神経細胞（ニューロン）は細胞の軸索が長く伸びたもので細胞の核は1つであるが，成熟した筋細胞は数千もの核をもつ．細胞は通常1個の核をもつので数千の細胞が融合したものである（図1A）．分化前の単核の筋芽細胞も接着し張力を発揮しながら運動する．サルコメア構造をとると運動が場所的時間的に同期化しエネルギーが効率よく張力に変換される．しかし，分化前分化融合後も基本的張力発揮原理は変わらない．筋原線維というきわめてシステマティックなタンパク質複合体を基本単位として，筋細胞が基底膜構造で強度の補完をし，さらに筋細胞どうしが周辺膜により束化され，さらに大きな束を形成する．サルコメアごとの収縮により生じた張力は，Z帯・筋腱結合を介して基底膜構造へ，そして腱へと伝達される．細胞の中央部は筋原線維で占められている．

筋細胞だけでなく成熟した組織を構成している細胞は，一定程度の分裂を終え休止期に入っている．細胞は休止期に入っていても生きているので生存のためのタンパク質の合成や分解を行なっている．それでは細胞の生存に必要な種々の細胞内小器官はどこに位置するのか．

まず成熟した通常の筋線維では，細胞の核は細胞の周辺部に位置する．骨格筋はたくさんの筋芽細胞が融合したものであるが，個々の核は周囲およそ100μmにわたる範囲のタンパク質の合成を受け持っているという（図1B）．細胞膜は筋細胞の周囲を取り巻くと同時に，サルコメアのZ帯ごとあるいはAIジャンクションごとに陥入しT管系を形成している．すなわち筋線維の長軸方向に2.2μm以下の距離で細胞膜が細胞内へ入り組んでいるともいえる．さらにこの膜は横断的（短軸方向）にも2～5μm

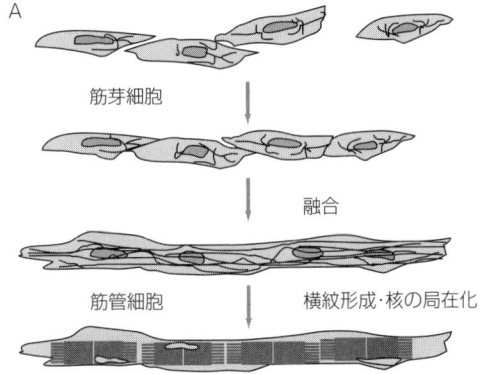

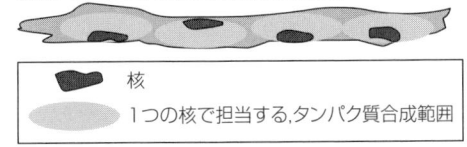

図1 筋細胞（線維）の形成（分化）に伴う多核化と収縮構造形成（A）．核のタンパク質合成領域（B）．

ごとに張り巡らされている（Q10，図1C）．T管系は神経からの刺激を一瞬にして筋全体に伝達するために必要であるとされるが，通常の培養細胞からするときわめて異例ともいえるほど細胞膜の発達が著しいことになる．T管系から足場タンパク質であるリアノジンリセプターを介して細胞の内膜系である小胞体が固定されている（後述）．ミトコンドリアは筋原線維の間に位置するが，培養細胞のように細胞骨格上に固定されているかどうかは定かではない．タンパク質の合成を行なうリボソームはⅠ帯と局在を一致するという文献があるが定かではない．筋ではカルシウムの貯蔵所である筋小胞体の発達が著しいが，通常の小胞体は明らかでない．細胞骨格関連タンパク質の転写されたmRNAは細胞骨格上に輸送されるという原則が骨格筋でも働いていれば，骨格筋の細胞骨格が鍵となるが，成熟筋線維に関しては研究がない．

［跡見　順子］

［文　献］
1) Engel AG and Franzini-Armstrong C : Myology 2nd. McGraw-Hill, 1-73 (1994)
2) Gilbert SF : 塩川光一郎他訳，発生生物学（上）．トッパン，216-226（1991）

モータータンパク質とは？

Answer　骨格筋の収縮はミオシンとアクチンの両タンパク質の相互作用が基盤となる．生物の「運動」現象がみられるところには必ずモータータンパク質（motor protein）が関与している．モータータンパク質とは，ATPのような高エネルギーリン酸化合物の分解に際してうまれる自由エネルギーを自身の構造変化に変換できるタンパク質であり，タンパク質の中で他の特定のタンパク質との相互作用により一方向に長い距離を移動できる一群のタンパク質である．現在よく知られているのは，アクチン線維（F-actin）と相互作用する各種ミオシンmyosin（アクチン結合タンパク質の1つ），微小管と相互作用する細胞質ダイニンdynin，キネシンkynesinがあり，ともに構造タンパク質でATPアーゼ（ATPを加水分解する）活性を持つ（図1）．モータータンパク質はアロステリックタンパク質（タンパク質の本来のリガンド（基質）の結合部位とは異なる部位に結合してそのタンパク質のコンフォメーションの変化を引き起こし機能の制御を受けるタンパク質）であり，共通の特徴としてヌクレオチド（ATP）結合領域，作用する相手のタンパク質の結合ドメインを持っている．ATPとの結合，それによる形状（コンフォメーション）の変化，相手タンパク質との結合，それによるヌクレオチドの分解などにより分子内に部分的に構造変化が生じ，最終的には元の状態にもどるのと同期して運動が生じる．ヌクレオチドの加水分解によって生じる多量の自由エネルギーにより機械的な仕事が可能となる（図2）．実際nmオーダーの動きが生じる．この一連のコンフォメーションの変化は生理的条件下では事実上一方向性の不可逆な過程となる（図2　1→2→3→4(1)）．

　筋細胞は筋特有のモータータンパク質であるミオシンを多量に発現し（実に筋総タンパク量の5割を占める），ATPの存在下でアクチンと相互作用したときに，お互いの関係が空間的に一定方向に変化する，つまり運動が生じる．片方のタンパク質が固定されると両者の間に張力が発生する．車のエンジン（モーターの回転軸を介して再度車輪の回転がおこり車体の一定方向の移動を実現する）と原理的には同等である．モータータンパク質は互いに相性の良い組み合わせが進化の過程で保存されており，ミオシ

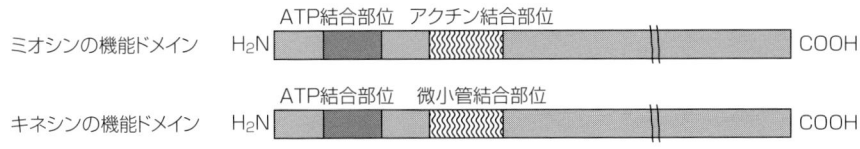

図1 モータータンパク質の一次構造

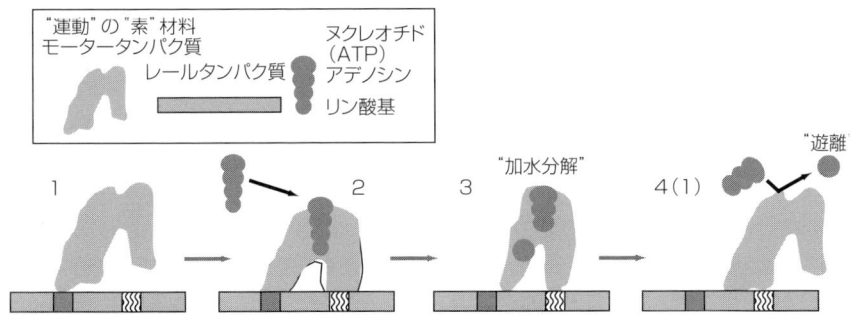

図2 運動の素因子・モータータンパク質による運動の発生・ミオシンモーターと微小管モーター

ン・アクチンに加えて，キネシンあるいは細胞質ダイニン・チューブリン（微小管）が最も多用されている．これらのモータータンパク質には多くのアイソフォームがあり，微妙な構造上の差異により運動の特性（主に速度）や機能を修飾している（たとえば細胞膜や第3のタンパク質との相互作用など）．膜の内外でイオンの出し入れをするCa/Na-ATPase，2本のDNAに結合しDNAに沿って移動することによりDNAを分離するヘリカーゼなども広い意味でのモータータンパク質である．開口分泌，神経細胞の軸索の輸送等にも関与している．このようにモータータンパク質は細胞レベルでみると動きに直接かかわらない組織の細胞にも普遍的に存在し，細胞の骨格構造を形成している細胞骨格と連携し細胞の基本的活動を支えている．じっと動かないようにみえる細胞でも細胞内は動きに満ちているといえる．

[跡見　順子]

[文献] 1) Alberts B et al：中村桂子他監訳，細胞の分子生物学 第3版．教育社，787-862（1995）

Question 6 滑り運動が収縮となり張力が発揮されるには？ そしてエネルギーはどうかかわるか？

Answer 自己重合したミオシン束は，自己重合しフィラメントを形成した骨格筋アクチン（α-アクチン）を中心とした収縮タンパク質とともにサルコメアを形成する（図1A）．ミオシンはATP結合部位をもつ．ATPの結合に伴い加水分解し，構造変化が起きる（図1B）．ミオシンに結合したままのADPと無機リン酸（Pi）は，アクチンと相互作用することによりミオシンからの解離が促進する．両者の相互作用は運動を引き起こす．筋ではサルコメア構造を造る筋特有の巨大タンパク質に助けられ整列化させられ収縮・張力発揮のサルコメア単位を構成する．ミオシン・アクチンの相互作用による運動は，細胞骨格アクチン（β, γ-アクチン）を介してこれらの細胞の足場構造（接着斑）と類似した構造であるZ帯，ミオシンを介してM帯（M帯は支持）構造に伝達され，両部位で細胞膜受容体（インテグリン）を介して細胞外基質である基底膜構造に伝達される．また筋線維（細胞）両端でもインテグリン受容体を介して腱（基底膜の特殊化した構造）・骨に結合する（図1C）．サルコメア中ではミオシンとアクチンの相互作用は，トロポミオシンにより隔離されているが，Ca^{2+}のトロポニンCへの結合によるトロポミオシンの移動により，可能となる（図1D）．このような連結構造により，身体の多くの骨格筋は，関節を介して骨に付着しているので，その収縮は関節運動を引き起こす（図1E）．

モータータンパク質は基本的にATPを結合するアミノ酸配列をもち，ATPを結合した後ADPと無機リン酸（Pi）に分解し，反応中間体を形成する．ミオシンはATPを自ら分解するATPase（ATP分解酵素）でもある．ATPを分解するときにミオシンの頭部が実際に動き，化学的エネルギーが機械的エネルギーに変換されることが最近実証された．この時の構造変化が大きいため大きな運動となる．ATPのもつエネルギーが高いため，分解により標準状態で$-7 \sim -15 kcal/mol^{-1}$の自由エネルギーを放出する[*9]ので仕事ができる．ミオシン頭部にはアクチンの結合部位もある．アクチンの結合はミオシンからADPとPiの遊離を促進するため，アクチンと相互作用しながらATPの加水分解が律速される．

身体を構成する細胞はすべて外界と非平衡の状態を維持するために

I. 骨格筋の生命科学的概念　21

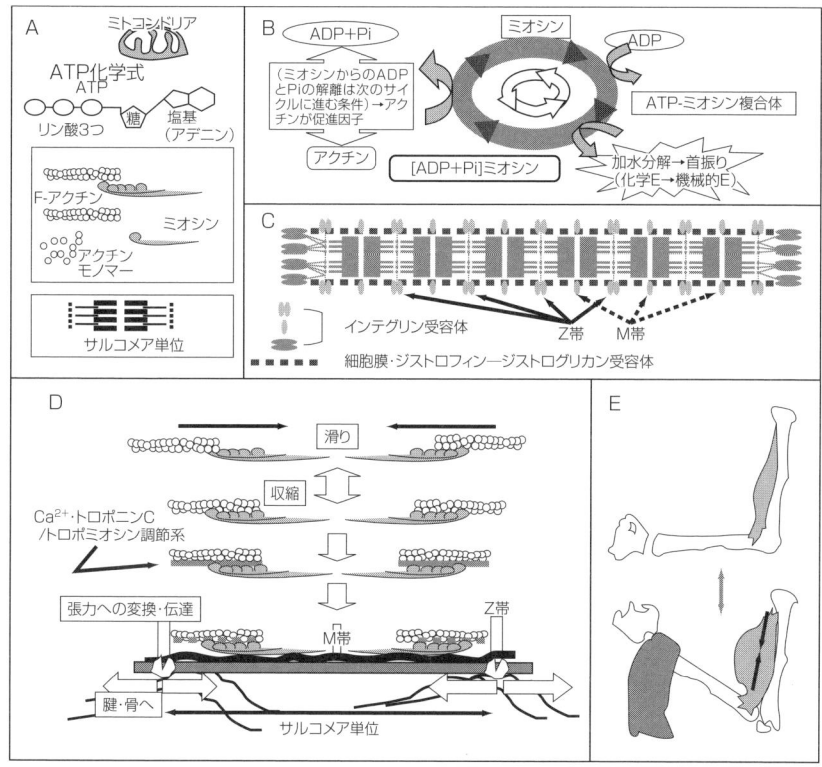

図1　滑り・収縮と張力発揮

ATPやGTPの加水分解時のエネルギーを用いて細胞内部を負の電荷状態に維持しており，安静時の代謝エネルギーを必要としている．運動時，つまり骨格筋の収縮時にはたくさんのミオシンがアクチンと相互作用し，さらに遊離したCa^{2+}を小胞体に戻す時に多くのATPの加水分解エネルギーを必要とするためエネルギー消費が安静時の十数倍に増大する．

［跡見　順子］

[文　献] 1) Engel AG and Franzini-Armstrong C : Myology 2nd. McGraw-Hill, 134-199 (1994)

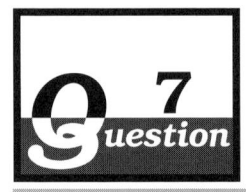

Question 7 細胞骨格とは？

Answer 細胞は動く．身体を構成する組織のほとんどの細胞を培養皿の上で飼うことができるようになり，細胞を対象に研究することで個体を理解するようになってきた．細胞をタイムラプスビデオシステムで長時間撮影すると，培養皿の上を動き回っているのがわかる．これらの細胞の運動は細胞骨格という一連のタンパク質とそのモーターによる．

細胞骨格はその名の通り細胞の屋台骨である．しかし屋台骨は動的特性をもち，その動的特性が運動を引き起こす．「細胞骨格」は，細胞内に張り巡らされた線維状構造につけられた名称である．主な機能は，細胞の形をつくり，細胞や個体の運動システムを担うことである（図1A）．身体の構造は骨に支えられ，地面を土台として立ち，骨格筋の収縮による関節運動で動く．細胞の構造も細胞骨格で形づくられ，接着面（細胞外基質や他の細胞）を支持台として張力を発揮し運動する．細胞骨格が実際の家の柱や身体の骨と著しく異なる点は，細胞骨格線維自体がきわめて動的であり，線維ができたり壊れたりすることである．性質・制御系にそれぞれ特徴のあるアクチン・チューブリン・中間径フィラメントの3群からなる．アクチンはミオシンと相互作用し収縮を，チューブリン・微小管は伸張を，そして中間径フィラメントはそれらと相互作用し安定化を図る（図1B）．

細胞骨格と対をなし運動を生み出すタンパク質をモータータンパク質という．ミオシンはアクチンと最も親和性の高いアクチン結合タンパク質であり，キネシンはチューブリンが重合して中空の線維構造をつくった微小管の結合タンパク質である．細胞骨格は機能的にはモータータンパク質の移動のためのレールといえるが，それら自身ダイナミックに重合・脱重合するレールである．アクチン・ミオシンは他の細胞骨格タンパク質と相互作用し収縮を，微小管・キネシン（ダイニンなどの微小管モーター）は，レール上の（ミトコンドリア等の）移動を担う．とくに動物細胞は個体が日常的に動いている状態で安定性を維持する必要があり，動的に維持する系が必須である．微小管は細胞分裂時のクロマチン構造の解離や神経細胞の軸索形成など細胞内輸送構造の形成とともに細胞の極性や方向性のある運動の成立に必須である．

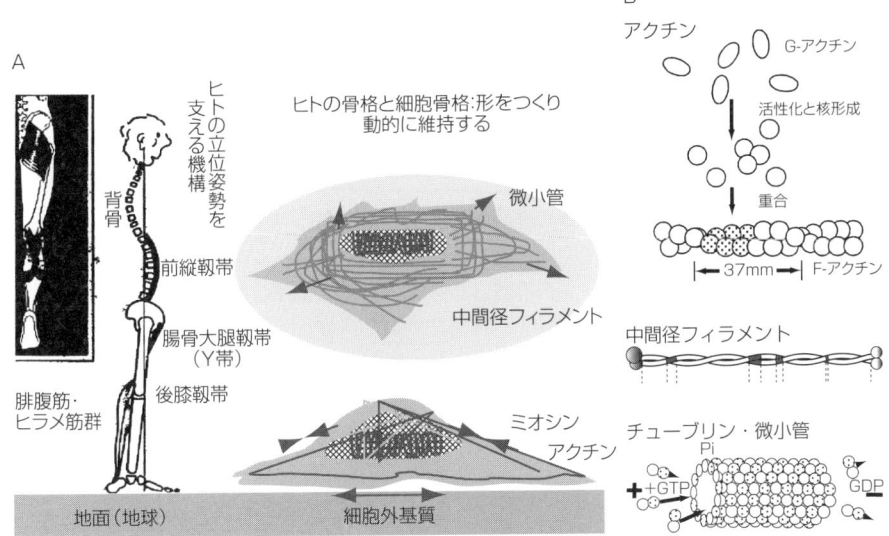

図1 ヒトの骨格と運動,細胞の骨格と運動(A),3つの細胞骨格系の関係(B)

　植物細胞や大腸菌・酵母とは異なり,ヒトを含む動物の個体を造っている細胞はとても柔らかである.動物は植物と異なり,個体レベルで移動する.しかも車のように車輪を動かすエンジンが車輪とは別にあり連結して駆動するタイプのモーターシステム(原核細胞の鞭毛モーターは類似しているが)と異なり,モーター自身がレール上を移動すること自体が運動を生み出しているので,基本的に細胞自体が動的であるシステムにならざるを得ず,細胞自体が柔構造をとる.柔的構造のダイナミクス自体が遺伝子発現をもふくめた細胞の機能と強く連関している.真核細胞であるヒトの細胞も,この骨格構造を細胞膜の裏打ち構造および細胞内部に細胞骨格,さらにはDNA/クロマチンを安定につなぎとめる核骨格として発達させている.脂質膜は流動的で強度がないが安定に存在する.アクチン細胞骨格が膜貫通タンパク質を介して脂質二重膜を裏打ちし,膜内の各種受容体と連結して極性を与えたり収縮したりする.　　　　　　　　　[跡見　順子]

[文献]
1) Alberts B et al:中村桂子他監訳,細胞の分子生物学 第3版.教育社,821-858 (1995)
2) Bray D:Cell Movement. Garland Publishing, 75-158 (1992)

3つの細胞骨格分子の特性は？

Answer 細胞が共通に自身の構造の維持のために持っているタンパク質を細胞骨格といい，中程度の分子量（40〜70kDa）のアクチン・チューブリン・中間径フィラメントの3群からなる（Q7）．いずれもタンパク質が自重合し線維構造を作る．以下に共通の性質を示す．

1）モノマー（チューブリンはヘテロダイマー）が重合してフィラメント（ポリマー）をつくる．それらの濃度依存的に重合する（図1）．脱重合は濃度依存的でない．重合の開始には一定の濃度が必要である（臨界濃度）．

2）アクチンもチューブリンも細胞内に安定に存在し，かつ重合するには3量体ヌクレオチド（ATP, GTP）の結合が必要である（図1A）．

3）加水分解した二量体ヌクレオチド（ADP/GDP）を結合した状態では重合が解離しやすい．アクチンもチューブリンも重合が促進し伸張するに従い，ヌクレオチドは3量体型から2量体型に変換する．

4）微小管ではGDP結合端の方が重合端のGTP結合型（GTPキャップ[*10]）よりも100倍解離が速い．その結果，GDP端では短縮，GTP端では伸張が起こり，両位相の交互の変換がみられ，これを動的不安定性という．すなわち細胞内のエネルギー状態や安定性に影響する因子により動的安定性が変化する（図2A）．

5）重合・脱重合は，アクチンではATP, Mg^{2+}, Ca^{2+}等，チューブリン／微小管では温度，GTP, Ca^{2+}（脱重合促進），Mg^{2+}，リン酸化，中間径フィラメントでは，Ca^{2+}（脱重合促進），リン酸化，などで調節される．

6）組織を構成する細胞では，末端部の修飾（微小管），他のタンパク質の結合（アクチン・微小管）等で安定化している場合が多い．

7）タンパク質の合成も遊離のモノマータンパク質の濃度に依存した調節系がある（遊離のチューブリンは自身の翻訳を調節する：図2B）．

8）アクチンはα，β，γの3種，チューブリンは多くのアイソフォームが存在する．中間径フィラメントは分化に伴いアイソフォームが変化する．

9）アクチンは，たくさんのアクチン結合タンパク質と結合して2次元線維構造を形成し，細胞の動的骨格構造を造る．細胞膜の裏打ち格子構造として細胞膜の安定化を図ったり，低分子量G-タンパク質との相互作用に

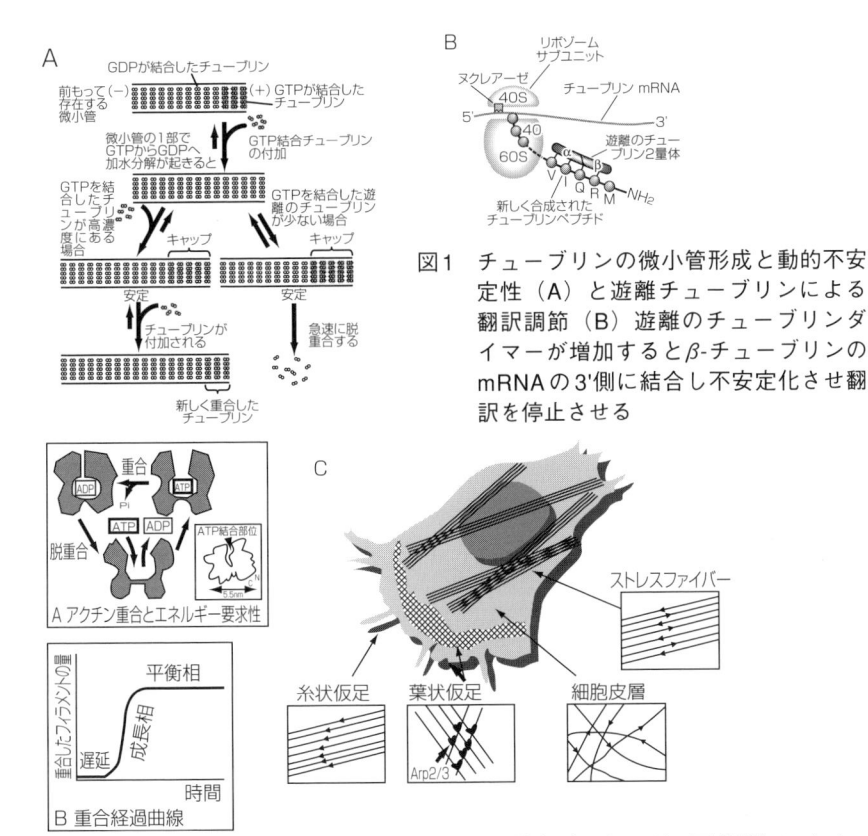

図1 チューブリンの微小管形成と動的不安定性（A）と遊離チューブリンによる翻訳調節（B）遊離のチューブリンダイマーが増加するとβ-チューブリンのmRNAの3'側に結合し不安定化させ翻訳を停止させる

図2 3つの細胞骨格タンパク質のヌクレオチド結合（エネルギー要求性）によるアクチンの構造変化（A）と重合曲線（B）と細胞内の4種のアクチン線維構造（C）

より構造連関シグナル伝達システムを構成する（図1B）．

10）微小管レールは直接あるいは微小管モータータンパク質を介して，あるいはまた微小管の重合・脱重合自体が，さまざまな分子の結合，運搬，修飾等を介して細胞内シグナル伝達系を直接的・間接的に制御する．

[跡見 順子]

[文献]

1) Alberts B et al : 中村桂子他監訳，細胞の分子生物学 第3版．教育社，821-858（1995）
2) Kreis T and Vale R : Molecular Biology of the Cell. A Sambrook and Tooze Publication at Oxford University Press, 1-366 (1990)

Question 9 筋線維タイプとその起源は？

Answer 哺乳類の筋には骨格筋，心筋，平滑筋の3種類がある．C. elegans という虫では咽頭筋も体壁筋も同じ斜紋筋で細胞は単核である．前二者は横紋構造を示すため横紋筋という．重合したミオシン束とアクチン束が一定の長さに勢ぞろいした横紋筋のほうが発揮する張力が大きくかつ収縮速度が速い．ミオシンの種類（アイソフォーム[*11]）により発揮する張力が異なる．

多くの高等脊椎動物の骨格筋では遅筋線維と速筋線維がモザイクに入り交じっている．従来筋線維の収縮特性が異なるのは支配神経の差異あるいはそれらの活動の質や量の差異によると考えられていた．事実筋組織単位で支配する神経をつなぎ換えるクロス神経支配の実験を行なうと収縮特性や発現するミオシンのアイソフォームが変わる．このことは正常な成人の筋線維タイプは運動神経支配とその活動に依存していることを示唆する．しかし発生後期からの神経支配や活動要求性とは別に，それ以前に異なるミオシンアイソフォームを発現する設計図がすでにあることが知られるようになった（図1A）．発生の時間系列の順に，胚型，遅筋型，新生仔型，大人の速筋型へと連続的に変わることが示されている．

発生時の筋組織の形成は，第1次筋管細胞は gap junction で連結され電気的にシンシチウムとなっている．この第1次細胞が鋳型となって第2次筋管細胞や筋芽細胞が寄り添って形成される．一固まりどうしの細胞は gap junction をもち，同じ基底膜をもつものどうしが互いに隔てられユニットを形成する．この第1次・第2次筋管細胞の細胞の固まりが多重神経支配を受ける．次第に1つ1つがそれぞれ神経に支配され，各々基底膜に包まれ別個に収縮ユニットを形成するようになる．周りの筋芽細胞はそれぞれ第1次筋管細胞に沿って融合，筋管を形成し，成長する．その中に融合せずにそのまま分裂せず増殖をストップした形で分裂の刺激を受けるまでじっと基底膜に結合したままサテライトセル（幹細胞）になるものもある．このように徐々に組織化されてゆくが，筋細胞の種類は元からいくつか存在する．MHCは始めに胚型を発現し，すぐに遅筋型となる．新生仔型に変わるものは速筋型となり，遅筋型はそのまま遅筋型を発現し続ける．

I. 骨格筋の生命科学的概念

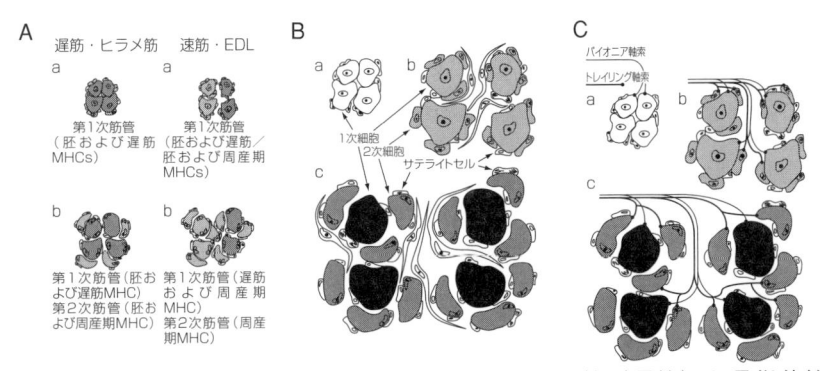

図1 発育中のラットヒラメ筋（遅筋）と長指伸筋（EDL速筋）の遅筋型ミオシンと速筋型ミオシン発現調節（A），ヒト胚筋の組織形成と特異性化のモデル（B），筋形成時の運動単位支配の理論的仮説（C），MHC：ミオシン重鎖（文献1より引用）

　横隔膜やヒラメ筋原基では，第1次筋管細胞は互いに近傍に存在し，全長にわたり細胞膜はgap junctionをもってカップルしている．対照的にEDL原基では第1次細胞は筋腱結合部位でのみカップルするが，やがて離れ筋腹に存在する単核細胞に取り巻かれる．少々の例外を除いてほとんどの第2次筋管細胞は胚型MHCを発現し，新生仔型を経て速筋タイプのMHCとなる（図1A）．ヒトでは発生時第1次細胞（Wolfart B fibers）が妊娠8～10週で現われる．この時期はすべて胚型遅筋タイプミオシンを発現している．第2次世代の筋管細胞は10～18週で現われ，やがてほとんどの細胞が成熟期の速筋タイプを発現するようになる（図1B）．

　発生後期に筋細胞は運動ニューロンと接合するようになり"運動単位"で活動するようになる（図1C）．この時期には筋細胞にそれぞれ相応する神経と接合するべくマーカータンパク質の発現があるかもしれない．成熟した哺乳類動物では再神経支配は非選択的で，最初に接合した線維の型により決定されグルーピング化されるらしい．

　　　　　　　　　　　　　　　　　　　　　　　　　　　　［跡見　順子］

[文献]
1) Engel AG and Franzini-Armstrong C : Myology 2nd. McGraw-Hill, 119-133 (1994)
2) Kelly AM and Zacks SI : The histogenesisi of rat intercastal muscle. J Cell Biol 42 : 135-153 (1969)
3) Kugelberg E et al : Mapping of motor units in experimentally reinnervated rat muscle. J Neurol Neurosurg Psychiatry 33 : 319-329 (1970)

Question 10 筋細胞は環境とどのようにコミュニケートするか？神経細胞との関係は？

Answer　細胞は脂質二重膜から成る細胞膜で区切られ，内外を厳密に区別し，内部環境を一定に保持している．個体を形成する細胞の多くは同じ細胞が集まり組織を構成している．組織は細胞外マトリックスで互いに連結され個体環境を作っている．ヒトでは発生の過程から内臓の内部は外界と同等である（図1A）．細胞内でも小胞体内やミトコンドリアの内外膜に挟まれた膜間領域は基本的には外部と同等である．細胞外や血液中のNa^+，Ca^{2+}濃度は細胞内の1,000倍の濃度であるが，小胞体およびミトコンドリア膜間部分のCa^{2+}も細胞外に近く細胞内Ca^{2+}貯蔵所となっている．細胞膜・細胞内膜ともに脂質二重膜構造をもつが，細胞外側（図1Aの破線）にはコリンを頭部にもつ脂質（ホスファチジルコリン[*12]，スフィンゴミエリン[*13]）が多く，細胞質側には一級アミノ基を末端にもつリン脂質（ホスファチジルエタノールアミン[*14],負電荷をもつホスファチジルセリン[*15]，図1Aの実線）を含む．細胞膜には外部からの栄養素やホルモンなどを受容する受容体タンパク質（多くの場合細胞外には糖鎖結合している）や基底膜接着受容体が埋め込まれている（図1B）．周囲に存在する他の細胞が分泌するサイトカイン[*16]や血液中から漏れ出てくる栄養素はこれら細胞膜に存在するタンパク質受容体を介して細胞内に受援あるいは摂取される．

　組織により細胞どうしの結合の仕方は異なる．成熟した骨格筋細胞はいずれも互いに直接結合することなく，細胞膜の周りには細胞外マトリックス成分からなる基底膜の編み目構造を有し，基底膜を介して互いに結合している（cf：心筋は直接結合するだけでなく，ギャップジャンクションを介して物質やイオンのやりとりさえもする）.

　骨格筋細胞が最も近接してコミュニケーションする細胞が神経細胞（ニューロン）であり，きわめて特殊な異種細胞間接着構造（神経筋結合：終板）を形成する．細胞間の距離はわずか50 nmである．つまりその部分は基底膜構造もなく（心筋細胞や平滑筋細胞では明確な接着構造を作らない），きわめて特異的なコミュニケーションを行なう（Q24）．骨格筋細胞は細胞膜が細胞内部に陥入し，管状構造を形成したT管を筋線維の縦方向

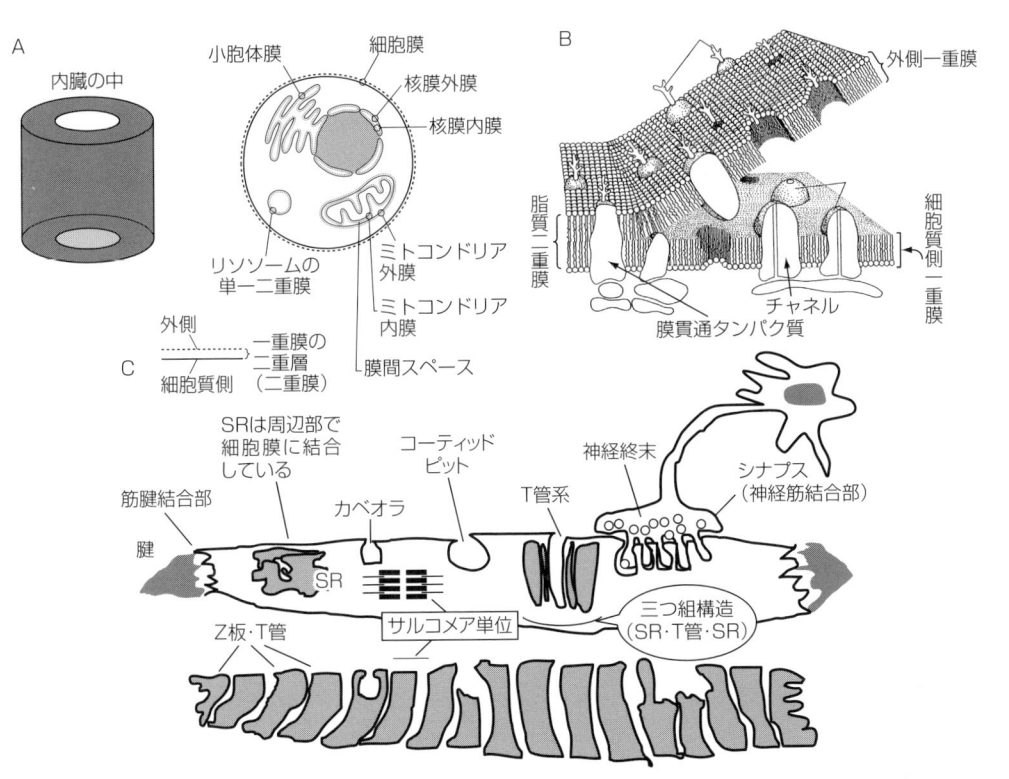

図1 身体の内外・細胞の内外の関係（A）と内外を区切る細胞膜と埋め込まれた各種の受容体（B），および筋細胞膜の修飾・陥入と神経細胞との関係（C）

におよそ1μm間隔で，横断方向に2〜5μmで張り巡らせており（図1C），細胞膜が異常に発達した細胞であるともいえる．T管を含む細胞膜にはさまざまなチャネルが多い．神経からのシグナルは，細胞膜にある電位依存性に活性化するNa^+チャネル脱分極により活性化される電位依存性Ca^{2+}チャネルであるジヒドロピリジン受容体[*17]を介して一瞬に筋細胞全体に伝わる構造となっており，分子構造的にリンクしている筋小胞体のCa^{2+}チャネルを開口させ，時には数cmにもなる長い細胞である筋線維も一瞬にして筋収縮が起こる構造を形成している． ［跡見 順子］

[文　献]
1) Engel AG and Franzini-Armstrong C : Myology 2nd. McGraw-Hill, 261-302 (1994)
2) Engel AG and Banker BQ : Myology 1st. McGraw-Hill, 177-207 (1986)

Question 11 収縮することと肥大することは同じか？

Answer 構造的にもレベル的にも異なる「収縮する装置」と「肥大に必要な装置」を図1に簡略化して示した.

筋の"収縮"は，ATP存在下で既存のミオシンとアクチンという2つのタンパク質分子の相互作用から派生した機能である．相互作用により大きな張力が発揮されるには構造化が必要であり，他の細胞に比べてその構造化が並外れてシステマティックであるため，時間的にも空間的にも秩序だった機能が現われる．構造化には細胞骨格を構成している一連のタンパク質が必要である．骨格筋細胞では，神経からのシグナルが筋細胞において細胞内カルシウム濃度の上昇を引き起こし，収縮を引き起こす．

これに対して，骨格筋の"肥大"は，浮腫による肥大のようなタンパク質の量的増加を伴わないものを除けば，実質的に新しく合成されたタンパク質の蓄積を意味する．タンパク質の増加は，タンパク質の相互作用のみからは生まれず，タンパク質の合成システムを必要とする．その合成システムをどのように働かせるかが問題となる．つまりタンパク質のアミノ酸配列を決めているDNAの配列を読みとり，その配列にしたがってアミノ酸を連結してゆくシステム（転写，翻訳）や，できたタンパク質を細胞の所定の場所へ移送するシステムが必要である．また，それらのシステムが細胞のどの部位でタンパク質に変換されるかといった問題をも考えなければならない．このためには骨格筋細胞特有な構造化が予想されるが，基本的なシステムの原理は他の細胞と同じである．

「使用性肥大・廃用性萎縮」という言葉通り，収縮により骨格筋が仕事をすると骨格筋は量的に増大する（つまり肥大する）ことを経験的に知っているが，両者がいかなる機構で連関しているかはほとんど明らかにされていない．しかし，培養細胞の実験から，筋細胞の張力発揮の要になる細胞骨格の構造化あるいはその発揮する張力そのものが，少なくともタンパク質の合成システムであるリボソームでの翻訳を亢進させることが最近明らかにされた[1]．

最近，神経からの刺激による収縮や成長因子の受容体への結合による細胞内Ca^{2+}の上昇がカルシニューリン（ホスファターゼ*18）を活性化させ

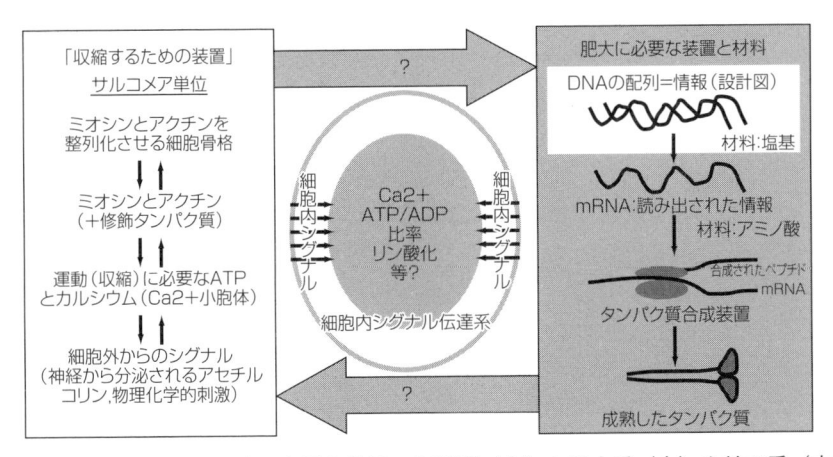

図1 収縮する装置と肥大に必要な装置，収縮系（左）と肥大系（右）を結ぶ系（中矢印）としてのシグナル伝達系のモデル

転写因子NFAT[*19]の核移行および持続的核内滞留をもたらし，転写を持続的に活性化し，筋の肥大[2]，あるいは遅筋化[3]をもたらすことが明らかにされた[2]．この例では微量であってもCa^{2+}の持続的上昇が転写因子の持続的核移行の重要な要因となっており，肥大につながるためには時間が重要な因子となる例である．また，遅筋の神経支配にras[*20]シグナル系が関与することも明らかにされた[4]．この他にIGFやTGFβ[*21]などの成長因子，がん遺伝子Oncogene，MAP kinase[*22]カスケードのシグナル伝達の亢進，細胞骨格アクチンのダイナミクス（SRF[*23]の活性化は肥大への初期応答となりうるがそれに引き続く過程が重要），エネルギー基質の有無など収縮に伴って変動するさまざまな因子がどのような条件で肥大の条件となるかは現在のところ不明である．

[跡見　順子]

[文献]

1) Clicarel ME et al : Integlin binding and mechanical tension induce movement of mRNA and ribosome to focal adhesions. Nature 392 : 730-733 (1998)

2) Masao A et al : IGF-1 induces skeletal myocyte hypertropy through calcineurin in association with GATA-2 and NF-Act1. Nature 400 : 581-585 (1999)

3) Chin ER et al : A calcineurin-dependent transcriptional pathway controls skeletal muscle fiber type. Genes Dev 12 : 2499-2509 (1998)

4) Murgia M et al : Ras is involved in nerve-activity-dependent regulation of muscle genes. Nat Cell Biol 2 : 142-147 (2000)

II. 肥大と萎縮

Question 12 筋運動による遺伝子発現とは？

Answer 筋細胞は，通常神経からの刺激により収縮（＝筋運動）し，受動的に伸張（ストレッチ）され，筋運動の持続等に伴い細胞内にさまざまな変化が生じる．張力発揮に伴うCa^{2+}濃度の上昇やATP，グリコーゲン・脂質などのエネルギー代謝関連の変化のみならず，運動の強度や時間によりさまざまな遺伝子の活性化（転写の増大）が起こる（図1）．この遺伝子発現調節カスケードの最初のステップでは，安静状態では不活性の転写因子（transcription factor：TxF）が筋細胞内に前もって細胞内に存在する．神経からのインパルスの到来，筋収縮がトリガーとなり，その転写因子は当該遺伝子の特異的配列に結合し該当する遺伝子の転写を誘導する．転写因子TxFの活性化は細胞質から核への移行，その後のDNA結合配列への結合（抑制因子の解離）あるいはそれ以前は機能していなかったトランスアクティベーション[24]などに基づいているかもしれない．図では遺伝子Aそれ自身が転写因子自体をコードしており，引き続き下流の遺伝子を調節する（遺伝子Bや遺伝子C）．筋分化時の筋決定遺伝子MyoDファミリーはここでは遺伝子Aに相応する．もちろん転写が活性化するときは必ずプロモーター付近にはRNAポリメラーゼを含む基礎転写複合体が結合する．この複合体にはDNAが巻き付いているヒストンタンパク質のアセチル化を活性化する因子（HAT：histonacetyl transferase，DNA二重らせんをほどく）も含む一連の転写関連複合体が結合する．現在では複数の転写因子の複合体を形成させる共同活性化因子としてのp300/CBP[25]

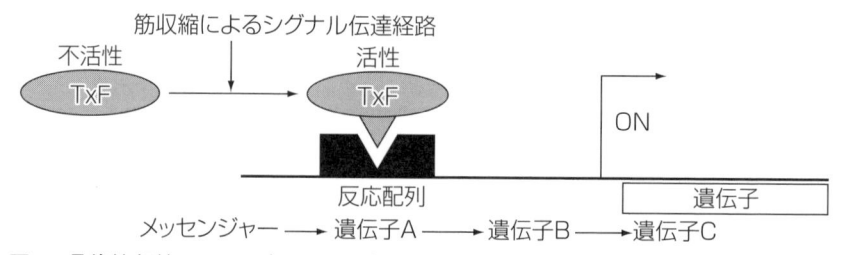

図1 骨格筋収縮によって起こるシグナル活性化による転写因子活性の調節モデル図

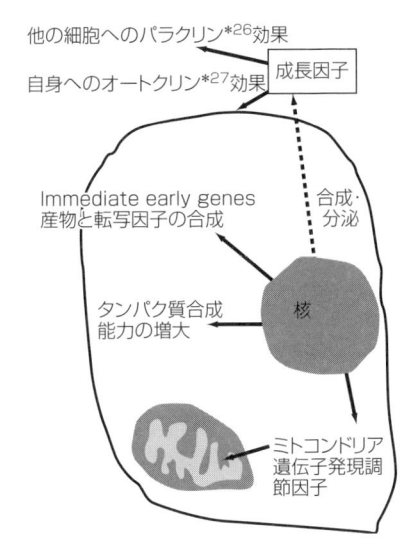

図2 骨格筋の収縮活動による遺伝子発現調節の2次効果（文献1より引用改変）

が同定されており骨格筋でも発現している.

骨格筋に特異的に発現しているタンパク質の遺伝子の上流のエンハンサー領域には，筋決定因子 myogenic factor の結合配列（CANNTG），SRF（血清応答因子またはストレッチ応答因子 serum responsive factor）の結合配列＝アクチン上流では CArG box（CC(A/T)$_6$GG），MEF1/MEF2（YTAWAAATAR）配列などが存在する．骨格筋の収縮活動の上昇（電気刺激CS，運動トレーニングEX，腱切除による代償性肥大FO，ストレッチST）や減少（除神経DE，後肢懸垂HS，不動化IMなど）に伴う遺伝子発現をmRNAレベルおよびタンパク質の発現の変化を示した（p156，資料表1）．筋収縮を誘導する刺激により成長因子（FGF，IGF等），細胞接着因子やホルモン受容体，細胞質脂肪酸トランスポーター，小胞体 Ca^{2+} ポンプ，筋サルコメア構造タンパク質ミオシン重軽鎖，グリコーゲン代謝酵素，呼吸鎖酵素，脂質・アミノ酸代謝酵素，転写因子（筋決定遺伝子，早期応答遺伝子）などきわめて多くの遺伝子の発現およびタンパク質合成の増加が報告されている．

[跡見　順子]

[文献]
1) Rowell LB and Shepherd JT : Handbook of Physiology, Section 12. The American Physiological Society, 1124-1150 (1996)
2) 川崎広明、横山和尚：転写の司令塔p300/CBPのコアクチベーター機能. 実験医学（増刊号）17：219-228（1999）
3) Engel AG and Franzini-Armstrong C : Myology 2nd. McGraw-Hill, 3-73 (1994)

Question 13 生体のタンパク質とその量的変化をどう捉える？（接着・張力発揮とタンパク質合成の関係）

Answer タンパク質の所在部位と細胞の関係を考えよう．身体を造るタンパク質はすべて細胞が合成→蓄積/分泌したタンパク質である．身体を構成するタンパク質は，大きく細胞自体を構成するタンパク質（①細胞内タンパク質）と，すでに細胞が細胞外に分泌したタンパク質（②細胞外タンパク質）に分けることができる．②の細胞外に分泌したタンパク質は，さらに細胞外マトリックス構成タンパク質や細胞外マトリックスを分解する酵素と成長因子/ホルモンやサイトカインなど細胞間のシグナルとなるタンパク質，血液中の物質の輸送にかかわるタンパク質や細胞外液に含まれることになるタンパク質に分けられる（細胞が身体の外から摂取し消化器管の細胞で再利用すべく分解した食物由来の栄養小分子［糖・アミノ酸・脂肪酸・脂質など］を輸送する必要がある）（図1）．骨格筋細胞は（病態とならずに）タンパク質を細胞内に異常に蓄積できるまれな細胞である．筋細胞の周囲を取り巻く基底膜ネットワークは筋細胞が分化の過程で線維芽細胞との協力により合成・分泌し形成してきたものである．骨は骨細胞の住環境であり，基底膜は筋細胞の必須の住環境である．

タンパク質は入れ替わる．生体（細胞）を形作っているタンパク質は見かけ上，一定の構造を維持しているようにみえるが，常に動的に合成されかつ分解されている．その差し引いた差分が細胞を構成するタンパク質のうちの入れ替わっている部分である（図2）．構成しているタンパク質の半分が入れ替わる率$t_{1/2}$をタンパク質のハーフライフ（半減期）という．これは個々のタンパク質によって異なる．安定なタンパク質はハーフライフが長く，immediate early geneや転写因子，代謝経路の鍵酵素は半減期が短い場合が多い．つまりそのタンパク質の濃度依存的にある系が調節されることになる．骨格筋を構成しているタンパク質は平均的に半減期が長い．遅筋は速筋に比べて半減期が短く入れ替わり率＝ターンオーバーが速い．つまり新陳代謝が速い．筋の量的な変化は，1日のタンパク質の合成量と分解量の差引後の「正味の構造タンパク質量」の蓄積効果に依存する．この骨格筋の量的変化を起こす機構は，骨格筋の収縮による張力機構に比べて，ほとんどわかっていない（Q17）．

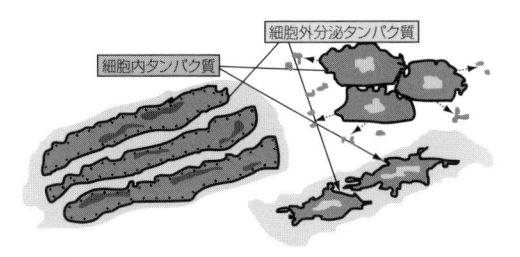

図1　生体を構成しているタンパク質

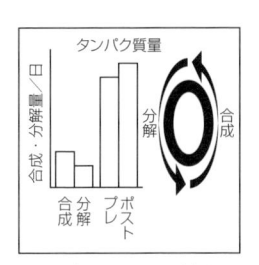

図2　骨格筋の可塑性とタンパク質合成・分解の関係

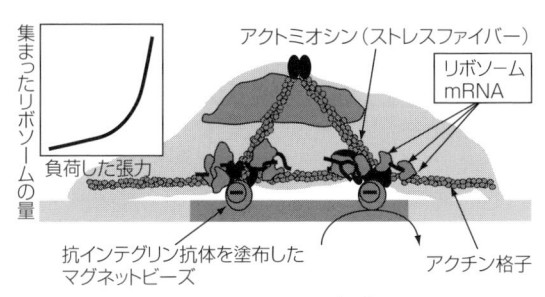

図3　細胞が張力を発揮している部位にmRNAとリボソームが集まる（文献1より引用）

細胞内でのタンパク質合成過程を場で考える．細胞内は水のような液体のつまった袋でなく，核，ミトコンドリアやリソソーム，小胞体などの細胞内オルガネラが細胞骨格上に配置されシステマティックに区画化されている．特に骨格筋は，細胞質の大半が収縮装置で占められる．間違った配置では収縮もタンパク質の合成もうまくいかない．

構造タンパク質のmRNAは細胞骨格と局在が一致する．細胞骨格アクチンフィラメントの張力発揮点に，mRNAやタンパク質の合成装置であるリボソームが集まることが培養細胞で示された（図3）[1]．骨格筋細胞では，タンパク質の合成装置であるリボソームがサルコメアⅠ帯と同期し，局在している．骨格筋は使用性に肥大し，廃用性に萎縮する．合成の促進する第一要件は，筋も他の接着性の細胞も伸張され適度な張力を維持し，細胞内の所定の構造化を維持することであろう．短縮した筋では細胞へのタンパク質の蓄積の低下（萎縮）のみならず，細胞数（筋細胞も筋衛星細胞も）の減少も起こる． ［跡見　順子］

[文献]
1) Chicurel ME et al : Integrin binding and mechanical tension induce movement of mRNA and ribosomes to focal adhesions. Nature 392 : 730-733 (1998)
2) Veyrune JL et al : Localisation signal in the 3' untranslated region of c-myc mRNA targets c-myc mRNA and beta-globin reporter sequences to the perinuclear cytoplasm and cytoskeletal-bound polysomes. J Cell Sci 109 : 941-1185 (1996)

Question 14 筋細胞の分化とは？

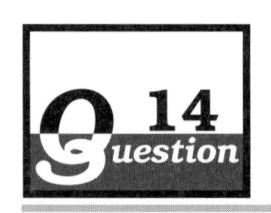

Answer 筋の発生過程は，受精時の発生過程だけに観察されるだけでなく，成体の骨格筋でも損傷後からの回復時に見られる．その点，再生の起こらない心筋と異なり，骨格筋は細胞レベルで適応能が可能な組織であるといえる．再生が可能な理由は，骨格筋は，筋線維の他に，未分化な増殖可能な幹細胞サテライトセル（筋衛星細胞）を多量に擁しているからである．サテライトセルは分化時に増殖の途中で増殖が停止し，成熟した筋線維周囲の基底膜内に休止期のまま付着している細胞を指す．細胞周期に入るためのシグナルを受け取るまでは適当な環境さえ維持されれば存在し続ける．

筋の分化過程はほぼ5段階に区別できる．すなわち中胚葉構成細胞（myogenic cell:committed cell），予定筋芽細胞（presumptive myoblasts），筋芽細胞（myoblast），筋管細胞（myotube），および筋線維（muscle fiber）である．筋芽細胞から筋線維形成までの過程は，発生中あるいは生後の筋組織片（たとえば鶏発生10日胚胸筋）に内包されるサテライトセルから初代培養として，あるいは骨格筋由来の株化細胞でも観察することができる．将来筋となる細胞は，胚発生中原腸陥入の際生じた中胚葉に由来し，「細胞分裂後の単核の融合して筋特異的なタンパク質（収縮タンパク質）を合成する能力のある細胞」（HoltzerとBishop）すなわち予定筋芽細胞である．通常成熟後の骨格筋に存在するサテライトセル由来の増殖可能な細胞を筋芽細胞という．二極性の紡錘形を示す．筋は分化にあたり，①筋芽細胞はDNA合成を止め，②細胞質の融合を始め，③細胞質分化のために必要な転写を開始する．

さらに筋分化を誘導するマスター遺伝子が存在する．これはDNAのメチル化を阻害するアザシチジン*28の投与により発見された（MyoD）．筋分化誘導因子には少なくとも4種類あり，分化の時系列で，

図1 筋決定因子myogenic factorの筋発生分化時における発現調節と相互関係（文献1より引用）

II. 肥大と萎縮

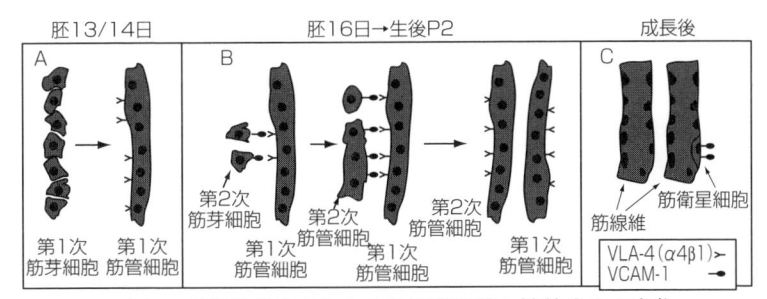

図2 筋細胞分化にともなう細胞認識と接着分子の変化

Myf5 → MyoD → myogenine → MRF4（成人での発現調節）の大まかな調節が行なわれる（図1）．これらの遺伝子産物であるタンパク質は転写調節因子としてヘリックス・ループ・ヘリックス[*29]構造をとりDNA二重らせんの特異的な配列CANNTGにE12という転写因子とヘテロダイマー[*30]で結合し，遺伝子の発現を増幅する．Id[*31]とのヘテロダイマーをつくると発現は抑制される．中胚葉からは骨格筋細胞以外にも骨細胞，脂肪細胞などが分化する．とくにMyf5のノックアウトマウスでは肋骨の変異もみられ骨格筋と骨の分化が関係して制御されることが示唆された．

　筋芽細胞間，筋芽細胞と筋管細胞の間での融合過程はディスインテグリンという細胞外マトリックスメタロプロテアーゼ[*32]の一種が関与する．筋芽細胞の融合の結果，細長いシリンダー状の多核の筋管細胞が形成される．これらは中央に核，周辺に筋原線維がある．第1次筋管細胞は周囲の筋芽細胞を自身に沿って増殖・融合させ第2次筋管細胞を形成する．この過程で第1次筋管細胞が接着因子VLA-4（α4β1 integrin）を，第2次筋芽細胞・筋管細胞がこれを認識するVCAM-1を細胞表面に発現し，両者間で接着が可能となり，筋管細胞の整列した筋形成が可能となる（図2）．分化途中のサテライトセルは同じVCAM-1を発現している（Q26）．最初は両筋管細胞は基底膜を共有し，ギャップ結合[*33]でつながっている．やがて成熟すると独立の基底膜ができ，独立の筋管となる．核が周辺部に移動すると筋線維myofibrilとなる．

[跡見　順子]

[文　献]
1) Engel AG and Franzini-Armstrong C : Myology 2nd. McGraw-Hill, 3-73 (1994)
2) Weintraub H : The MyoD family and myogenesis, redundancy, networks, and, thresholds. Cell 75 : 1241-1244 (1993)

Question 15 タンパク質の合成とは？

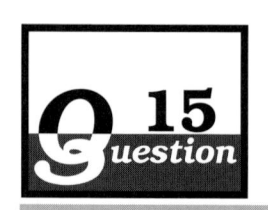

Answer 身体の基本構造は，タンパク質からなる．タンパク質は20種類のアミノ酸がいくつもつながったペプチド鎖からできており，さらにそのペプチド鎖が折り畳まれ，修飾されて生体内で機能できるタンパク質が完成する．アミノ酸をつなげる設計図＝遺伝情報はDNAの配列にある．遺伝情報の発現の最終段階で，所定のタンパク質に翻訳されることをタンパク質の合成という．図1に遺伝子発現の転写から合成にいたる調節過程を示した．

タンパク質合成を指令する遺伝情報は，3つ組のコドンとしてDNAに保存されている．DNAの配列はそのままRNAに移される［1:転写］．この第一次転写産物RNAのアミノ酸のコード領域（エキソン）がつなぎ合わされ［2:プロセシング：スプライシング＝非コード領域を除く］，タンパク質のデザインそのものをコードするメッセンジャーRNA（mRNA）となり，核から細胞質へ輸送される［3］．mRNAはリボソームで選別され，正常なmRNAはその配列をコドンに従い，アミノ酸をペプチド結合で連結しタンパク質をつくる［4］．この際，異常なmRNAは分解される［5］．真核細胞では，細胞質の遊離あるいは膜結合のリボソーム（多くはポリソームを形成）においてなされる．小胞体シグナルペプチドを持つものは粗面小胞体上のリボソームへ，それがないものは細胞質中のリボソームに結合する．リボソームはmRNAの遺伝暗号がアミノ酸へと翻訳される場である．リボソームでの翻訳は次の4つの段階によって成される．①アミノ酸の活性化：アミノ酸はそれぞれ対応した20種類のtRNAと結合してアミノアシルtRNAとなる．②mRNAのリボソームと相互作用による開始複合体の形成：mRNA，リボソーム，メチオニルtRNA，ポリペプチド開始因子，GTP，Mg^{2+}が必要．③ポリペプチド鎖の伸張：mRNAの情報にしたがったアミノ酸を結合したアミノアシルtRNAをペプチジルトランスフェラーゼにより次々とペプチド結合で連結する．④ポリペプチド鎖伸張の終了：ポリペプチド鎖終結因子による伸張の終了．tRNAから離れたポリペプチド鎖は修飾（S-S結合の新生，リン酸化，糖鎖・メチル基の付加など）およびシャペロンによるフォールディング［6］の後，成熟したタンパク質となる．フォールディングし損なったタンパク質は分解シ

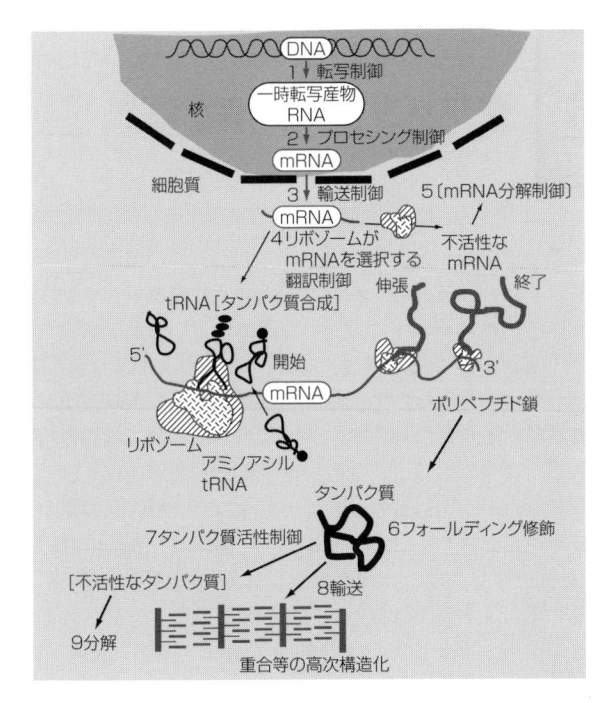

図1 タンパク質の合成過程

ステムにより認識され分解される［7］．大腸菌のような原核細胞ではDNAは核に隔離されていないため，mRNAの合成とその翻訳は同時に行なわれるが，真核細胞では転写（核内）と転写されたmRNAの情報からのアミノ酸への翻訳（細胞質）は，時間的にも場所的にも別々に行なわれる．また個々のタンパク質の合成は遺伝子発現・翻訳・フォールディングレベルまで別の因子により時空間的に別々に調節されている．タンパク質合成を高める要因は遺伝子発現（mRNAの増大），リボソームでの翻訳，材料となるアミノ酸の細胞質濃度の上昇（インスリンなどのホルモンによりアミノ酸の細胞内への取り込みが上昇する），リボソームの集まりであるポリソームの増加などいくつかの段階での反応の亢進が考えられる．

[大戸　恵理・跡見　順子]

[文献]
1) Alberts B et al : 中村桂子他監訳，細胞の分子生物学 第3版．教育社，195-175（1995）
2) Booth FW et al : Influence of muscle use on protein synthesis and degradation. Exerc Sport Sci Rev 10 : 27-48（1982）

Question 16 タンパク質の分解とは？

Answer 身体を造っているタンパク質は，個々のタンパク質ごとに一定の速度で分解され，新しく合成されたタンパク質と入れ替わりターンオーバーしている．細胞内の水性環境下でタンパク質は一定の安定な構造を保持しているが，その安定さは，高次構造，電荷，疎水性などによって決定される．多くの場合複合体を形成して安定に存在する．不安定なタンパク質は複合体が破壊されたときは分解されやすいだろう．実際，細胞骨格であるアクチンやチューブリンは互いに重合して骨格構造を形成している方が安定である．変性したあるいは変性しかかったタンパク質は，通常タンパク質の内側にフォールドされている疎水性アミノ酸残基が表面に露出しユビキチン[34]の基質となりやすく，またリソソームの脂質膜への親和性なども高い．表面にでた疎水性面はシャペロンに認識され，巻戻されるか分解系へ送られる．分解シグナルとしてN末端法則[35]，PEST配列[36]をもつタンパク質はターンオーバーが速い．局所的なアミノ酸配列，ドメイン，リン酸化などの化学修飾，末端のアミノ酸配列なども関与する可能性もある．これらのことから骨格筋においては適度な筋の伸張状態あるいは筋収縮・弛緩のサイクルを保つことにより安定になる可能性がある．

　タンパク質の分解は次の条件では促進される．①急激な環境の変化に適応するために新規タンパク質の合成が必要なとき（そのためにはアミノ酸プールが用意されていなければならないが，タンパク質が分解され供給源となる），②余分に合成されたタンパク質を処理するとき，③損傷を受けたり，折り畳み損ねたタンパク質を処分するとき，④アポトーシス（不要な細胞が自ら積極的に死のプログラムを実行し，細胞内のタンパク質が除去されていくプログラム）が起こったとき等である．細胞内のタンパク質は主に次の3通りの経路で分解される．

1）ユビキチン－プロテアソーム系：細胞質の不要タンパク質は分解シグナルが付いている場合は巨大タンパク質複合体である分解工場細胞質ユビキチン－プロテアソーム分解システムにより分解される．この過程はエネルギー依存性である．不要なタンパク質の分解シグナルはユビキチン化酵素に識別され，リシン残基にユビキチンが付加される．引き続き一連のユ

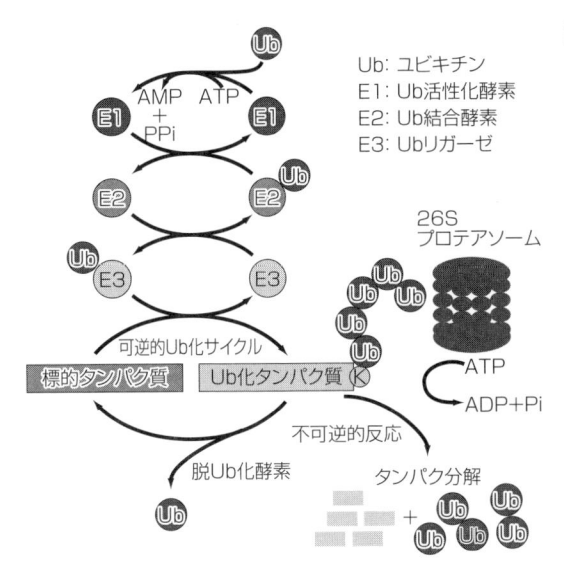

図1 ユビキチン／プロテアソーム依存性タンパク質分解システム

Ub：ユビキチン
E1：Ub活性化酵素
E2：Ub結合酵素
E3：Ubリガーゼ

ビキチン化分子が付加され，ポリユビキチン鎖ができる．この修飾がプロテアソーム中の特異的なタンパク質受容体に選別され分解される．

2）リソソームでの分解：分解シグナルがない大部分の細胞構成タンパク質は機能を果たし終えた後，そのほとんどがリソソーム内で分解される．膜上にあるATPaseの働きで強い酸性状態を維持しているリソソーム内で活性をもつカテプシン*37タンパク質分解酵素群により分解される．これがアミノ酸プールの起源になっている．細胞外からエンドサイトーシスにより細胞内へ取り込んだ種々のタンパク質（ペプチドホルモン・ホルモン受容体）もリソソームで分解される．

3）カルパイン*38系：細胞内には，µM，mMオーダーのCa^{2+}によって活性化される二種のプロテアーゼカルパインが存在する．細胞内Ca^{2+}は通常µM以下であるが，細胞に刺激が加わると，細胞内のカルシウム濃度が上がる．カルパインは一部は細胞膜に移行した後，基質タンパク質であるスペクトリン*39などの細胞骨格系タンパク質やCキナーゼ*40などの情報伝達分子を限定分解（部分分解）する．虚血時のスペクトリン分解，過収縮時の筋構造タンパク質の分解，病態時にはCa^{2+}上昇下で活性化される．

[大戸　恵理・跡見　順子]

[文献]
1) 田中啓二：ユビキチン／プロテアソームと疾患．実験医学11：2056-2062（1997）
2) Bonifacino JS et al：Ubiquitin and the control of protein fate in the secretory and endocytic pathways. Annu Rev Cell Dev Biol 14：19-57 (1998)
3) 石浦章一，鈴木紘一：蛋白質の分解シグナル．蛋白質核酸酵素42：2133-2136（1997）
4) 山田　茂他著：運動生理生化学．培風館，79-114（1990）

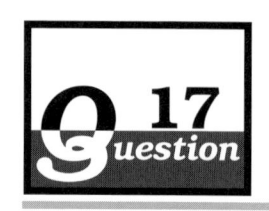

Q17 筋の重量，筋におけるタンパク質の合成と分解を調節する因子とは？

Answer タンパク質の合成と分解は基本的には別の機構である．一般的にインスリンや成長ホルモンなどの同化ホルモンは合成系に必要な酵素群の，グルココルチコイド，アドレナリンなどの異化ホルモンは分解系に必要な酵素群の転写・翻訳を高める．また同化ホルモンは，血中からの糖やアミノ酸の取り込みを促進することによりタンパク質合成の素材と合成に必要なエネルギーをも確保する．

筋細胞内でタンパク質の合成と分解の調節には，主に収縮の強さ（すなわち一度に収縮するモーターユニットの量）と時間の長さにより関与する因子が異なってくる．その因子について，予想される筋細胞内の構造との関わりおよび筋細胞の外を取り囲む構造および環境との関わりで示した（図1）．まず①神経刺激は細胞内Ca^{2+}を収縮と同期させて上昇させるが，速筋線維ではすぐに基底状態にもどる．それに対し，心筋細胞や骨格筋遅筋線維では収縮が持続的なためCa^{2+}の上昇は持続的になりカルシニューリン脱リン酸化酵素を持続的に活性化し，転写因子NFATを核移行させ持続的に転写を持続させる．この場合時間因子が鍵となる．骨格筋細胞は②腱を介して骨に結合しており，収縮の度に多少とも伸張される．収縮により発揮された張力はサルコメアZ帯および筋原線維を縦横に束ねている細胞骨格に伝えられ，インテグリン分子を介して細胞外マトリックス，腱，骨へ伝達され関節運動を引き起こす．逆に関節の曲げ伸ばしやストレッチ等により逆方向へ張力が伝達され，筋の細胞骨格に影響を与える．このような受容体・細胞骨格を介したシグナル伝達カスケードの活性化と連関して，③細胞骨格を構成するβ-，γ-アクチンのダイナミクス自体が遺伝子の伸張応答領域（SRE）を介した遺伝子の転写を活性化するだろう．筋が伸張される率が高い収縮の持続により機械的シグナルによる遺伝子発現は増大すると思われる．また④このような筋の伸張を伴う収縮の持続は，インスリン様成長因子（IGF1）の分泌を亢進させ，自ら発現したその受容体を介して自身のタンパク質の合成を促進する．収縮の時間や強度にもよるが，収縮に必要なATPを再合成するため，細胞内貯蔵エネルギー基質および細胞外から摂取した糖（グルコース）や遊離脂肪酸の分解によって

骨格筋におけるシグナル伝達

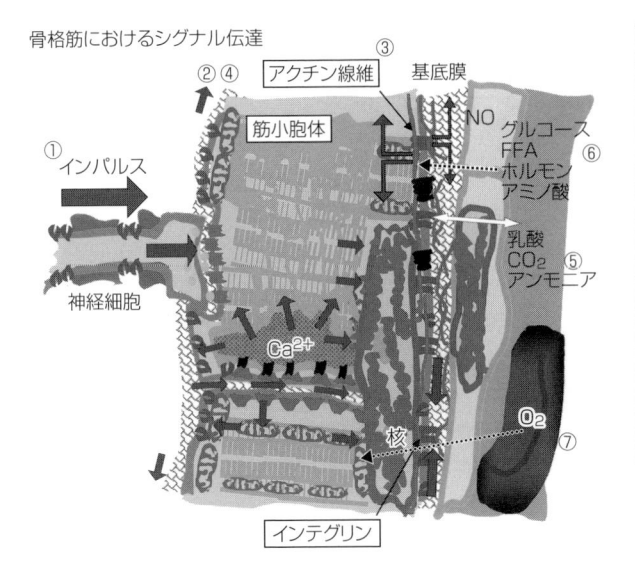

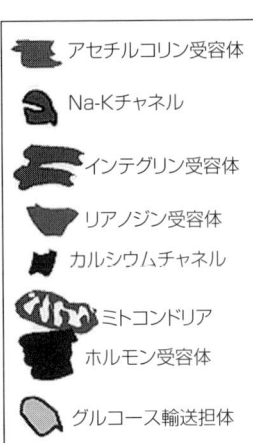

① インパルス
② ④
③ アクチン線維
基底膜
筋小胞体
NO
グルコース
FFA
⑥ ホルモン
アミノ酸
乳酸
CO_2
⑤ アンモニア
Ca^{2+}
神経細胞
核
O_2
⑦
インテグリン

アセチルコリン受容体
Na-Kチャネル
インテグリン受容体
リアノジン受容体
カルシウムチャネル
ミトコンドリア
ホルモン受容体
グルコース輸送担体

図1　骨格筋におけるシグナル伝達の場の相互関係

生じた⑤代謝物質による細胞内代謝の化学的変化（エネルギー基質・pH↓・分解産物↑）も，糖脂質代謝を調節する酵素タンパク質の転写を活性化するだろう．さらに⑥長時間の持久性運動では，中枢性にあるいは末梢からのシグナルにより内分泌系を構成する細胞からのホルモン分泌を増加させ，筋細胞間に共存している毛細血管内血液を介して筋細胞内のシグナル伝達系を活性化する．グルココルチコイドなどプロテアーゼの転写や合成を促進するホルモンは細胞内タンパク質の分解を促進する．その他，⑦酸素分圧・二酸化炭素分圧の上昇，⑧細胞内温度の上昇は代謝を亢進すると同時にストレスタンパク質発現をも誘導する．

　筋力発揮運動は筋の構造タンパク質の合成の相対的な増大を，持久性の運動は合成と分解の両方を亢進するようである．またミトコンドリア内のタンパク質もミトコンドリア内のDNAをも含め核への刺激が受容する刺激によって基本的にはその合成や分解が調節されている．　［跡見　順子］

[文　献]
1) Rowell LB and Shepherd JT : Handbook of Physiology Section 12. The American Physiological Society, 1124-1150 (1996)
2) Goldspink G : Molecular mechanisms involved in the determination of muscle fibre masss and phenotype. Adv Exercise Sports Physiol 5: 27-40 (1999)

Question 18 筋が肥大することとは？

Answer 骨格筋の肥大には，構成している筋細胞（筋線維）の数の増加 hyperplasia と大きさの増大 hypertrophy の両者が関与する（図1）．成熟した個体での筋細胞の肥大には筋管が途中から2つに分離する筋線維のスプリッティングなども関与している．生物の細胞の数と大きさ（つまり組織の大きさ）は別個に調節されており，高等脊椎動物ではホルモンと成長因子が，細胞の成長と細胞周期と細胞の生存とを調和させて全体的な身体の成長を調節している．栄養源の多寡で身体の大きさが決まる．つまり低栄養時に生き延びる戦略が生物種ごとにある（酵母では分裂後のサイズを小さくし，C. elegans では生殖のできない Dauer stage に入り脂肪の蓄積を増やし飢餓状態でも生き延びる．この dauer の形成はインスリンと TGFβ シグナル経路に依存している）．発生過程（形態形成のオルガナイザーである TGFβ ファミリーのアクチビン[*41]は中胚葉誘導因子であり，レチノイン酸との共培養により骨格筋形成に関わる）あるいは成長過程では骨格筋もこの影響を強く受ける（思春期のテストステロン，成長ホルモンなど）．成熟後でも筋細胞自らが分泌するインスリン様成長因子（IGF1）の分泌促進や TGFβ の一種であるマイオスタチン（myostatin：通常は異常な増殖・肥大を抑制している）の発現抑制が筋細胞の肥大をもたらす．このように外来性の栄養素や他の組織・内分泌系細胞から分泌されるホルモンや成長因子以外にも骨格筋細胞は成長因子の分泌自体を筋収縮やストレッチなどの張力発揮自体に依存して調節する機構を維持している．筋重量の実質的な増大には，筋原線維を構成するタンパク質の合成が増大し分解が抑制される，あるいは分解が亢進しない運動はタンパク質の蓄積を促進し筋細胞は肥大する．

　骨格筋細胞は心筋と異なり，幹細胞サテライトセル（筋衛星細胞）を数多く持っている．サテライトセルは分化の過程でコミットメント[*42]したが増殖しないまま基底膜内に取り込まれた形で休眠状態に入っている増殖可能な細胞である．これらのサテライトセルは，細胞周期[*43]に入る刺激により分裂周期に入ることができる．G0からG1への移行にはbFGF，G1拘束からの離脱にはIGF-1，Ca^{2+}の存在が必要である．また基底膜上

数が増える　　　　　大きくなる

サテライトセル

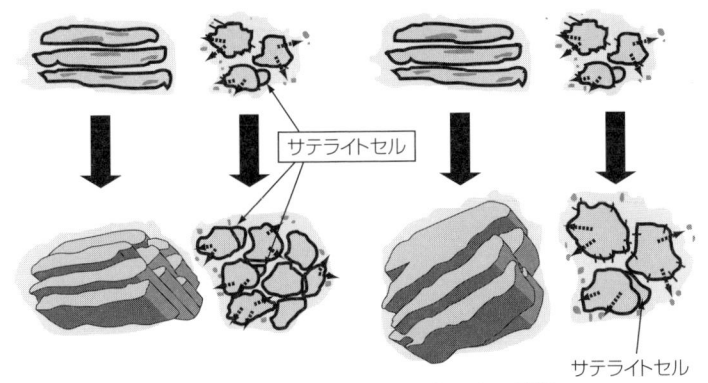

図1　筋細胞の数と大きさの調節

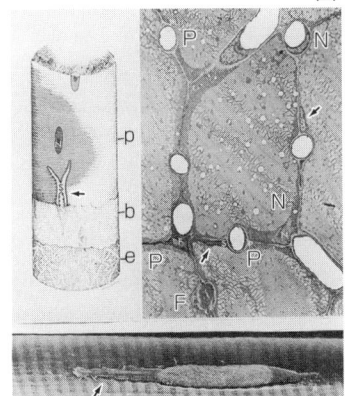

図2　筋サテライトセル（矢印）
（p：細胞膜, b：基底膜, e：筋周膜, N：核, F：線維芽細胞, P：血管）

でのみ維持増殖が可能であるのは足場依存性の通常の細胞の原則である．筋細胞の数が急増するのは，発生・成長期で，成熟した骨格筋では10〜20％であり，筋細胞（線維）肥大に比較し補助的である．またサテライトセルからの筋の増殖は，筋細胞一個一個が周囲にもっている基底膜内で起こるので，新しい筋細胞をつくるというよりも損傷した筋細胞の修復や既存の筋線維へ融合を介して筋細胞を肥大させる役割の方が主要であると思われる．しかし，修復機構を持つことは骨格筋の適応能の豊かさを示しており，加齢に伴い減少するとされているサテライトセルを長期にわたり維持させることはきわめて重要であろう．　　　　　　[跡見　順子]

[文　献]
1) Colon R : Size control in animal development. Cell 96 : 235-244 (1999)
2) Mcpherron AC et al : Regulation of skeletal muscle mass in mice by a new TGF-β superfamily member. Nature 387 : 83-90 (1997)
3) Musaro A et al : IGF-1 induces skeletal myocyte hypertrophy through calcineurin in association with GATA-2 and NF-ATc1. Nature 400 : 581-585 (1999)
4) Semsarian C et al : Skeletal muscle hypertrophy is mediated by a Ca^{2+}-dependent calcineurin signalling pathway. Nature 400 : 576-581 (1999)

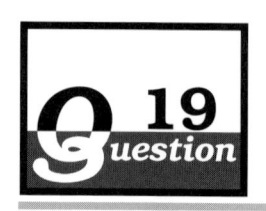

Question 19 筋の細胞数は減少するか？

Answer 一連の死にいたるプログラムが活性化され細胞が凝縮し死にいたることをアポトーシス（プログラム化された細胞死）という．アポトーシスでは，Bcl-2ファミリー*44，アポトーシス誘導因子（AIF），シトクロムc*45，およびカスパーゼ等のアポトーシスの鍵因子の時間的空間的な活性化や細胞内局在の変化（移動）が起こり，細胞の一連のシステマティックな死への過程が実行される（図1）．Bcl-2ファミリーはアポトーシスの先導および抑制する両アイソフォームが存在する．ミトコンドリアに局在するシトクロムcがミトコンドリアから放出されると，ミトコンドリアは電気容量 electric potential を失い，凝集を起こす．カスパーゼは，Bcl-2アポトーシス先導群の活性化やリン酸化酵素の限定分解あるいは核マトリックスラミンやDNA修飾因子の分解等でアポトーシスを実行するタンパク質分解酵素である．白血球では，細胞表面にアポトーシスマーカータンパク質であるFas抗原*46を発現すると同時に細胞膜の内外の逆転が起こり，細胞表層微絨毛の消失，細胞内での細胞骨格との連関が弱まり，細胞骨格の脱重合による細胞質の凝縮，核骨格ラミンの断片化，ついでDNAの断片化，核の膨潤と染色体の凝縮等の一連の連続的変化の後，細胞自体が凝縮し，マクロファージに食される．その結果炎症による細胞の死であるネクローシスと異なり，細胞内容物の飛散が防がれ炎症を起こさない．

骨格筋は分化するとアポトーシス抑制因子の発現が高まり，アポトーシスが起こりにくくなる．しかし過剰なストレッチや逆に不活動でアポトーシスが誘導される．アポトーシスのシグナルが入っても抗アポトーシス因子が多いとアポトーシスしにくく，逆に少ないとアポトーシスが起こりやすい．骨格筋が活動的で，Aktのようなリン酸化酵素によりBcl-2がリン酸化されていると前アポトーシス群は14-3-3タンパク質*47とヘテロダイマーを形成し細胞質に留め置かれ，ミトコンドリアへ移行せずミトコンドリア経由のアポトーシスは抑制されている（図1）．細胞質へのCa^{2+}の流入などでカルシニューリンが活性化し，Bcl-2前アポトーシス群が脱リン酸化されると，14-3-3タンパク質から解離し，ミトコンドリア外膜に結合する．これによりミトコンドリアは電荷を失い，高反応性酸素（reac-

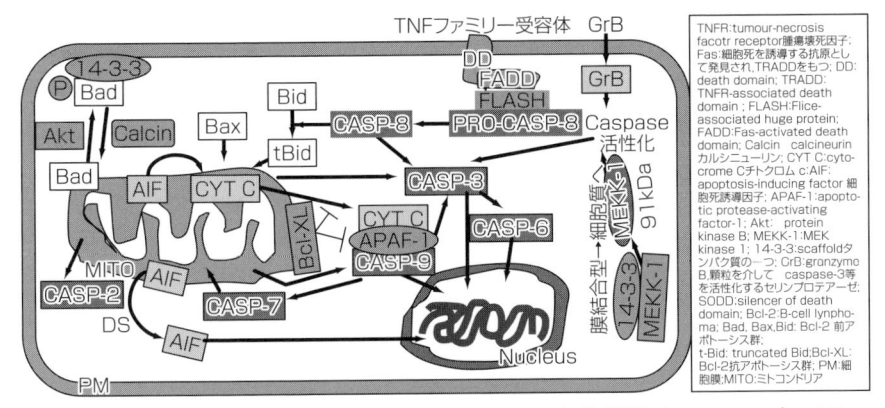

図1 アポトーシスの間の細胞膜・ミトコンドリア・細胞質間（to and from）でのタンパク質の移行（右）（文献1より引用改変）

tive oxygen species：ROS），AIF，シトクロムc等が細胞質へ放出され，同時に核周囲に凝集する．ミトコンドリア内のAIFの活性化はシトクロムcの細胞外放出をもたらすとともに，自身もミトコンドリアから細胞質へ移行，さらに核に移行しクロマチンの凝縮や断片化を引き起こす．細胞質に放出されたシトクロムcは，APAF-1を介してカスパーゼ-9に結合し，他のカスパーゼ群を活性化する．カスパーゼ群は核内に移行し，核骨格であるラミンの分解，DNAを断片化するなど一連のアポトーシスカスケードを進行させる．これらのアポトーシスマシーンの稼動に伴う細胞内の細胞骨格，ミトコンドリアなどの空間的な配置の変化は，正常時の細胞内へのCa^{2+}の流入やリン酸化などによる細胞の膜系と骨格系の連関したネットワークの保持がきわめて重要な意味をもっていることを示唆する．またアポトーシスを誘導する因子を細胞内リン酸化カスケードに保持することで安定に不活性化しておくことがアポトーシスの抑制に重要な鍵となる．セリン−スレオニン系のリン酸化酵素（とくにMEK kinase 1やPKCδ，FAK[*48]，PAK2[*49]）による関連タンパク質のリン酸化により細胞内局在が決定され，細胞の死と生の方向を決定している．後肢懸垂では後肢屈筋群の短縮をもたらし筋細胞や筋衛星細胞のアポトーシスが誘導される．ストレッチなどで筋の長さを維持することで細胞内リン酸化カスケードを維持することが重要であろう．

[田中　幹人・跡見　順子]

[文　献]

1) Porter AG：Protein translocation in apoptosis. Trends Cell Biol 9：394-401 (1999)

Question 20 筋は再生するか？

Answer 成熟骨格筋は外傷あるいは病的状態で壊死に陥った後，活発な再生を行なうが，壊死した筋細胞が完全に再生するには筋衛星細胞の活性化・増殖，細胞外マトリックスの再構築，そして再神経支配が必要である．成熟筋細胞は多核細胞であり筋細胞の核（筋核）は分裂能力を持たない．しかし，少数の筋衛星細胞が基底膜と細胞膜の間に存在しており，通常は静止状態で分裂能力は抑制されている．筋が損傷された時，筋衛星細胞が活性化されて増殖するとともに，活性化した筋衛星細胞は損傷部位に遊走する．筋衛星細胞の活性化，増殖，遊走は，①細胞外マトリックス，②侵潤細胞，③筋衛星細胞，④損傷筋細胞に由来する増殖因子やサイトカインにより制御されている[1]．肝細胞増殖因子（HGF）は筋衛星細胞で産生されて，静止状態にある筋衛星細胞を活性化する．線維芽細胞増殖因子（FGFs）と腫瘍増殖因子-β（TGF-βs）は筋損傷に伴い筋細胞外マトリックスから放出される．血小板由来増殖因子（PDGFs）とTGF-βsは損傷部位に侵潤する血小板，マクロファージ，白血球より放出される．白血病増殖阻止因子（LIF）は損傷筋細胞や侵潤細胞で産出される．これらの因子は筋衛星細胞の増殖を刺激するが，分化と筋管細胞への融合を抑制する．また，FGFsやPDGFsは筋衛星細胞を損傷部位に遊走させる走化性因子としても機能している．インスリン様増殖因子（IGFs）は筋衛星細胞で産生され，これらの増殖と分化の両方を刺激する．

　増殖を停止した筋衛星細胞は互いに細胞融合して多核化筋管細胞を形成する．筋衛星細胞の増殖と筋管細胞への細胞融合は残存している基底膜内で進行する．さらに，筋管細胞と筋衛星細胞が細胞融合して，筋原線維が増加していき再生筋細胞の直径が増加する．再生筋の形成は形態的に筋発生時における筋形成過程と類似した部分があり，MyoDファミリー（MyoD，myf5，myogenin，MRF4）の発現も筋再生過程に認められる．しかし，筋再生過程におけるMyoDファミリーの発現パターンは筋発生過程のものとは幾分か異なった様相を示す[2]．

　再生筋が筋本来の機能を獲得するためには，細胞外マトリックスの再構築と再神経支配が必要である．TGF-βはマクロファージ，白血球，単球，

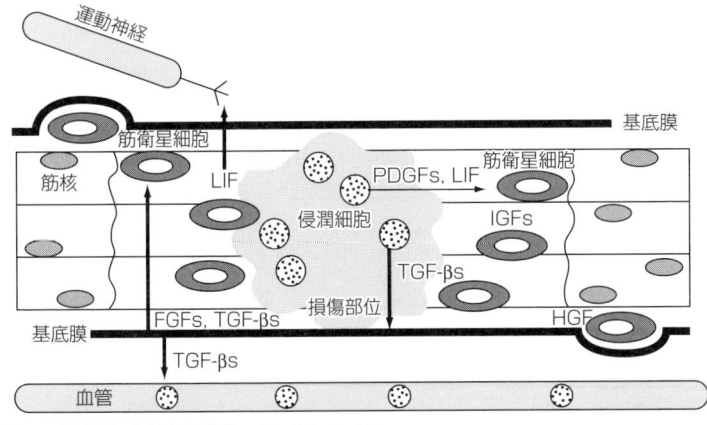

図1 筋再生と増殖因子・サイトカイン
筋の再生は，増殖因子やサイトカインが筋衛星細胞の活性化・増殖，細胞外マトリックスの再構築，神経再生を誘導するために適切な細胞群に対して適切な時期に作用することにより制御されている

線維芽細胞に対する走化性因子としても作用し，細胞外マトリックス構成成分の合成を刺激することにより基底膜や細胞外マトリックスの再構築に作用する．LIFの受容体（LIFRβ）の合成は筋損傷により運動ニューロンで増強されることから，損傷筋や侵潤細胞で産生されたLIFは逆行性に輸送されて運動ニューロンを刺激することにより運動神経の出芽を誘導するものと考えられている[3]．筋衛星細胞の活性化から始まる筋再生は，増殖因子やサイトカインが筋衛星細胞の増殖，細胞外マトリックスの再構築，神経再生を誘導するために適切な細胞群に対して適切な時期に作用することにより制御されている（図1）．

[上　　勝也]

[文　献]
1) Husmann I et al: Growth factor in skeletal muscle regeneration. Cytokine Growth Factor Rev 7: 249-258 (1996)
2) Anderson JE: Studies of the dynamics of skeletal muscle regeneration: the mouse come back! Biochem Cell Biol 76: 13-26 (1998)
3) Kami K et al: LIF, GDNF, and their receptor expressions follwing muscle crush injury. Muscle Nerve 22: 1576-1586 (1999)

III. 収縮

Question 21 運動の素過程（分子）とは？

Answer 骨格筋の収縮はサルコメア構造を形成する筋原線維が担うが，その運動の素過程は，ミオシンとよばれるモータータンパク質とモータータンパク質のエネルギー源となるATP，アクチンの3者で成立する．筋肉から精製したミオシン溶液（頭部のみでもよい）にスライドガラスを浸すとミオシン分子がガラスの表面に付着する．精製し重合させたアクチンに蛍光分子を結合し，スライドガラス上にATPとともに加えるとアクチンがスライドガラスの上を滑っていくのが観察される（図1）．物質の相互作用とエネルギー消費によってこの「運動」という分子機能を生みだす過程，つまり化学的エネルギーを機械的仕事に変換するしくみはどのような過程であろうか．ミオシンにはATP結合部位とアクチン結合部位がある（Q46）．骨格筋細胞内では，アクチンはCa^{2+}が上昇しない限りミオシンと相互作用できない．筋細胞内のATP濃度およびMg^{2+}濃度は高い（5〜8 mM）ので，休止状態でもミオシンにはATP（ADP，Pi）が結合した状態で存在している（図2）．ミオシンは，休止状態でもATPを分解して，ADPと無機リン酸（Pi）を結合した状態で待機している．そしてCa^{2+}濃度が上昇し，活性化状態になると，アクチンと相互作用して収縮力を発生する（Ca^{2+}による制御→Q22）．アクチンのミオシンに対する作用は，①Pi（そしてADP）をミオシンから解離させると同時に，②ミオシンに結合して張力を発生させることにある．ミオシンはアクチンと硬く結合した状態になる．しかし細胞内のATPがすぐにミオシンに結合し，ミオシンはア

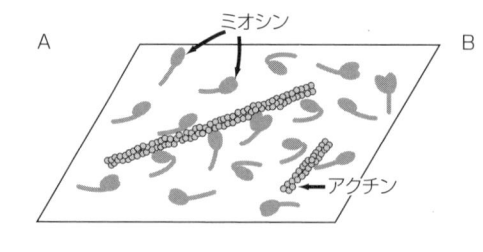

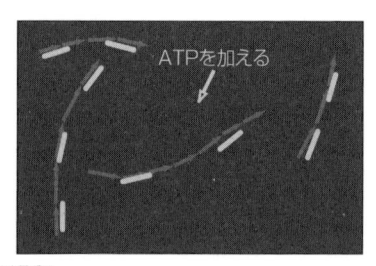

図1 運動の素過程

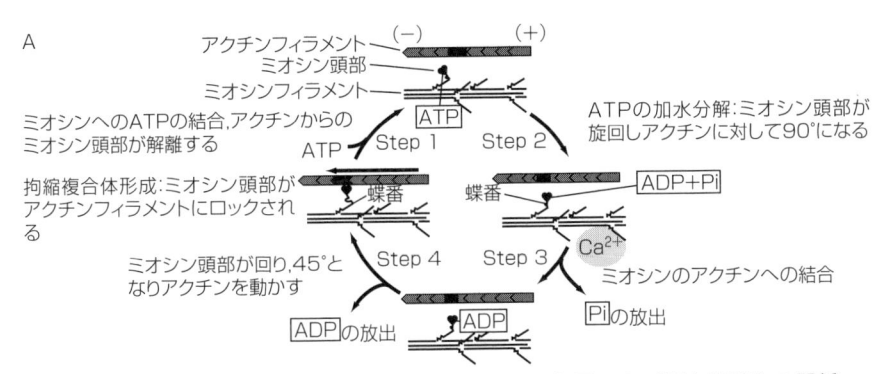

図2 横紋筋ミオシンのATP,アクチンとの相互作用および張力発揮との関係

（図中ラベル）
- アクチンフィラメント (−) (+)
- ミオシン頭部
- ミオシンフィラメント
- ミオシンへのATPの結合,アクチンからのミオシン頭部が解離する — ATP — Step 1
- ATPの加水分解:ミオシン頭部が旋回しアクチンに対して90°になる — Step 2 — ADP+Pi
- 拘縮複合体形成:ミオシン頭部がアクチンフィラメントにロックされる — 蝶番
- ミオシン頭部が回り,45°となりアクチンを動かす — Step 4 — ADPの放出
- Step 3 — Ca^{2+} — ミオシンのアクチンへの結合 — Piの放出

クチンから解離し,ADPとPiを結合した状態となる.そして,再度アクチンと結合して力を発生するというサイクルを繰り返す.力発生後,ADPとPiはミオシンから解離し,ATPの分解によって生じる自由エネルギー（化学的エネルギー）を作って,構造変化（首振り）し,アクチンを動かすと考えられている.最近柳田らは,1分子操作法による解析で,ミオシンは一定の5.5 nmの歩幅で（アクチン分子の間隔）アクチンに沿って歩くように移動することを示した[1].柳田らは,1分子のATPの加水分解の間に何歩も歩き,時々（10％ほど）は後方にも動くので,ミオシンは,熱運動（ブラウン運動）でアクチン上を動いている.そしてランダムな熱運動から一方向の運動を取り出すところでATPのエネルギーを使っているというモデルを提出している.また,ミオシンの首領域は首振りモデルのように力を発生しているのではなく,動きの方向と速度を調整しているという実験結果を出している[1].

骨格筋は随意筋であり,不必要に収縮させることはエネルギーの無駄遣いになる.また個体の行動あるいは意志に応じて収縮させることによって,「タンパク質の運動」が「個体の運動（つまり個体の意志のもとに運動する随意運動）」となる（Q1）.　　　[跡見　順子]

[文献]
1) Yanagida T et al : Single molecule analysis of the actomyosin motor. Curr Opin Cell Biol 12 : 20-25 (2000)
2) Darnell et al : Molecular Cell Biology 2nd. Sciencitfic American Books, 859-896 (1990)
3) Suzuki Y et al : Swing of the lever arm of a myosin motor at the isomerization and phosphate-release steps. Nature 396: 380-383 (1998)

Question 22 骨格筋組織の収縮はどのようにして起こるか？

Answer 筋細胞は増殖後，多数の細胞が融合し分化すると筋管を形成し，やがて横紋構造を形成し，収縮して張力を発揮する内部構造を形成する．ATP存在下でのミオシン分子とアクチン分子の相互作用によって生じる運動が，効率的かつ時空間的に調節可能な収縮を引き起こし，システマティックな張力発揮に至るには，ミオシン・アクチン以外の収縮タンパク質・構造タンパク質の働きとレギュレーターとしてのCa^{2+}の細胞内濃度の調節が必要である．また身体を構築する骨格筋の収縮は，正常な状態では神経細胞のチャネルの脱分極による電気的な変化をシナプスという特殊な構造により受容した後，筋細胞膜全面にわたり発現しているチャネルの脱分極として応答する過程により調節されている．このチャネルを多く発現している神経・筋の両細胞がもつ興奮細胞としての性質が時空間的に同期した収縮を可能としている．神経・筋細胞間の結合はシナプスであり，その連

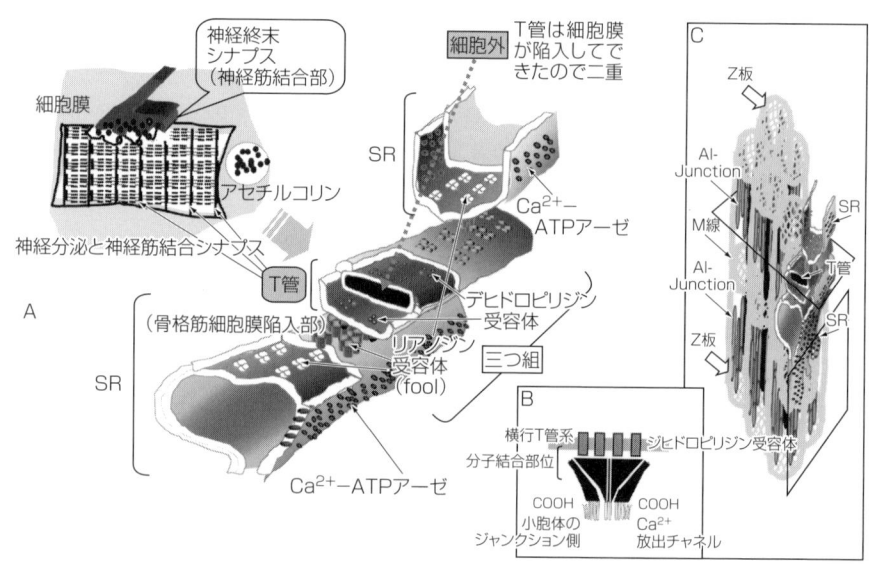

図1 筋小胞体SRとT管との相互作用による興奮収縮連関の分子基盤

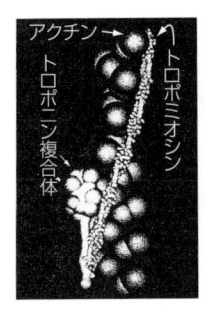

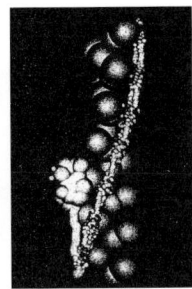

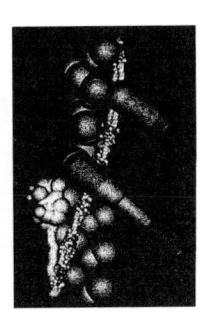

図2 トロポニンとトロポミオシンのアクチンへの結合モデルとアクチンの構造（文献1より引用）

絡シグナルはアセチルコリン[*50]である．シナプスでは電気的変化と化学的変化が共役していることからelectro-chemical（E-C）coupling興奮収縮連関（刺激伝達系）と呼ぶ．

筋細胞の興奮，つまり脱分極を収縮と同期させるのは細胞膜がT字型に細胞内に陥入したT管系である．ここには電位依存性L型カルシウムチャネル[*51]が，細胞内小胞体のリアノジン受容体タンパク質と直接結合する形で局在している．つまりNa^+チャネルの脱分極によって生じた電位変化によりL型カルシウムチャネルの構造変化が起こり，直接相互作用している筋小胞体カルシウムチャネルが開いてしまい，小胞体内部からCa^{2+}が細胞質に流出するという一連の過程が引き起こされることになる（図1）．筋小胞体は小胞体がCa^{2+}貯蔵に発達したものであり筋原線維束の周囲を覆っている．T管の内部は細胞外と同等であり，細胞外液を満たす．T管系は2～5μmの厚さでZ帯（両生類以下），あるいはAIジャンクション（A帯とI帯の境目：哺乳類）に沿って走っている．すなわち筋線維内を一気にシグナルが伝達し，ほぼシグナル受容と同時にCa^{2+}が放出されるような構造をもっている．小胞体に囲まれた筋原線維はCa^{2+}の上昇により，Ca^{2+}結合タンパク質トロポニンCにCa^{2+}が結合し構造変化を来すとトロポニン3量体およびアクチンと結合していたトロポミオシンの位置変化が起き，アクチンのミオシン結合部位がフリーとなり，ミオシンはアクチンと相互作用できるようになる（図2）．ミオシン・アクチンの運動の素過程はこのようなCa^{2+}調節系および連動する収縮タンパク質の化学的構造的相互作用により時空間的に効率化され大きな収縮力を生みだし関節運動を起こすことが可能となる．

[跡見　順子]

[文献]　1) Engel AG and Franzini-Armstrong C : Myology 2nd. McGraw-Hill, 134-199, 553-584 (1994)

Question 23 骨格筋における Ca^{2+} の役割と調節の機構は？

Answer 江橋は骨格筋の収縮は実際には Ca^{2+} により調節されていることを発見した．Ca^{2+} の細胞内機能の調節因子としての始まりである．非刺激時の細胞内のフリーの Ca^{2+} 濃度は 10^{-7} M あるいはそれ以下である．細胞外ではmMオーダーなので 10^4 倍低い．この細胞内外の大きな勾配は，①細胞膜，②小胞体，③ミトコンドリア膜に存在する Ca^{2+} ポンプにより維持されている．骨格筋細胞では，Ca^{2+} は収縮を開始させる因子であり，T管系とSRの2つの独立した機能的な膜系から成る．筋収縮の開始システムと終了システムを稼働させる．他にホルモン作用・分泌，グリコーゲン分解，転写の活性化，アセチルコリンの分泌などを調節する．

Ca^{2+} は細胞内外で差があるので，その細胞内流入は $1\mu M$ でシグナルとなる．細胞内への流入と汲み出しに関わる膜タンパク質（チャネルとポンプ，対向輸送体）で時空間的に制御している（図1）．細胞内には Ca^{2+} と結合して活性の制御されるタンパク質がたくさんある（Ca^{2+} 結合タンパク質[*52]）．シグナルは一過性でないとシグナルとならない．そのため細胞は，細胞内に Ca^{2+} の貯蔵所をつくり，Ca^{2+} の必要時には放出し，エネルギーを使って細胞質から急速に汲み出す．Ca^{2+} 濃度は細胞内が負で，内向きに大きな駆動力を受ける．そこで脱分極により Ca^{2+} 透過性が増大するチャネルがあると Ca^{2+} による活動電位が出現する．このような膜電位依存性の濃度勾配にしたがって Ca^{2+} を透過するチャネルを Ca^{2+} チャネルという．これにより出現する活動電位を Ca^{2+} スパイクという．その後この

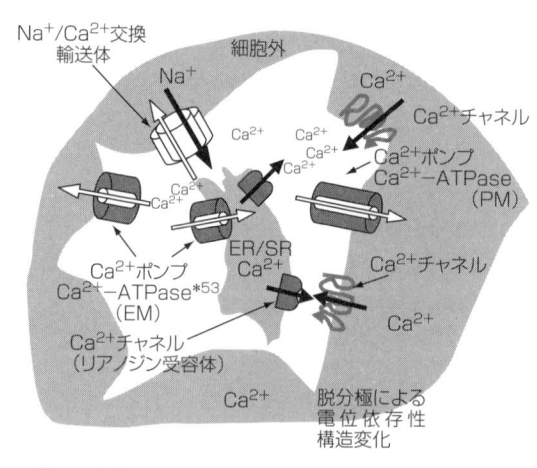

図1 細胞へのカルシウムの流入とくみ出しシステム

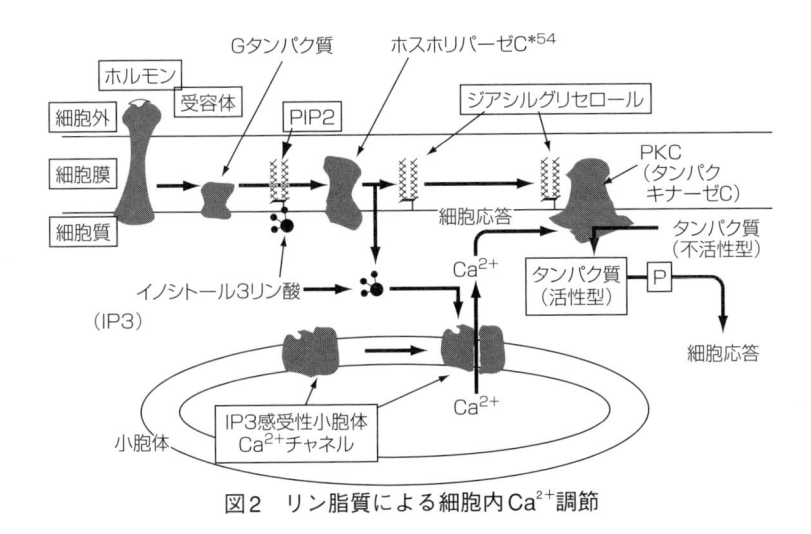

図2 リン脂質による細胞内 Ca^{2+} 調節

刺激は Ca^{2+} 振動（オシレーション）を起こし Ca^{2+} ウェーブ[*55]として細胞内を伝搬する．細胞内リン脂質の分解により生成するIP3とジアシルグリセロール[*56]は，小胞体に作用し Ca^{2+} チャネルを活性化し細胞内 Ca^{2+} を上昇させる（図2）．

これに対し，濃度勾配に逆らって Ca^{2+} を取り除くタンパク質を Ca^{2+} ポンプという．小胞体には Ca^{2+} ATPaseとして存在する． Ca^{2+} の結合サイトとATPの結合サイトの両方をもつ．細胞膜には Ca^{2+} を Na^+ と対向輸送する輸送体（ Ca^{2+}/Na^+ 対向（交換）輸送体（ Ca^{2+}/Na^+ antiporter (exchanger)))もある．

Ca^{2+} に特異的に強く結合する構造としてEF-ハンド[*57]構造がある． Ca^{2+} は2価の陽イオンなので，負の電荷をもったアミノ酸に結合する．

不活動や宇宙で筋とともに骨から Ca^{2+} が遊離するのも，血中の Ca^{2+} の濃度を調節するためである．進化的には Ca^{2+} を細胞外シグナルに採用したほうがはるかに古い．骨の Ca^{2+} が二の次の調節を受けるのは進化上のレベルの問題である．

［跡見　順子］

[文献]
1) Alberts B et al : 中村桂子他監訳，細胞の分子生物学 第3版．教育社，721-785（1995）
2) Kreis T and Vale R : Molecular Biology of the Cell. A Samebook and Tooze Publication at Oxford University Press, 709-762 (1990)

Question 24 神経筋結合とは？

Answer 運動神経細胞と骨格筋細胞間のシナプス[*58]では，神経細胞間と同様に化学伝達物質を介する伝達が行なわれる．成人の正常な骨格筋の収縮は神経により制御されている（図1）．つまり神経細胞の電気的活動をシナプスを介して受容する．細胞同士のシグナルのやりとりは，①接着分子による直接の接触，②ギャップ結合（コネクソン[*59]というタンパク質でつくられ分子量1,500までの分子を自由に通過させる）のようなチャネルタンパク質が2つの細胞間を橋渡しし直接電流を流し込む方法（＝電気シナプス；伝達速度が速く100μ秒以内．心筋細胞はこの例），③分泌された物質の授受による．神経細胞どうしや神経筋接合部位（neuromuscular junction，運動ニューロンと骨格筋細胞との連結部位）でのシグナルの授受は③の方法つまり空間的に局在化させた連絡部位である化学シナプスを用いている（自律神経の場合は細胞末端から平滑筋細胞にアセチルコリンやノルエピネフリンを分泌するが，特殊なシナプス構造をとらないらしい）．運動神経細胞末端ではアセチルコリンが分泌され，シナプス後膜（つまり骨格筋細胞の神経筋接合部位）に集中的に局在しているアセチルコリン受容体（AchR）と結合し，神経筋接合部位で終板電位 endplate potentialというシナプス電位をつくる（図2）．終板電位は常に骨格筋細胞の閾値を越えて脱分極させ活動電位を誘発するという特徴をもつ．電位依存性ナトリウムチャネル[*60]が終板膜に豊富に局在して閾値を低く保っているため可能となる．つまり1対1で，神経の活動電位は筋細胞の活動電位を引き起こす．これはこの部位が密なひだ状構造をなし，折りたたみの山頂部位はほぼ結晶配列状のアセチルコリン受容体（約10,000/μm^2）が局在し，折りたたみの谷の部位はナトリウムチャネル[*61]を含むがAchRをほとんど含まない（10/μm^{2}以下）ことによる（図3）．このような2つの別個な物質の別々の領域への配置により効率的に終板電位が生成される．ナトリウムチャネルを谷側に局在させるのはアンキリンというタンパク質で，AchRを山頂に局在させるのは43kDaタンパク質らしい．このように受容体を細胞膜に局在化させるタンパク質により不動化され局在が可能となる．脊髄ニューロンの軸索のランビエ絞輪でもナトリウムチ

III. 収縮　61

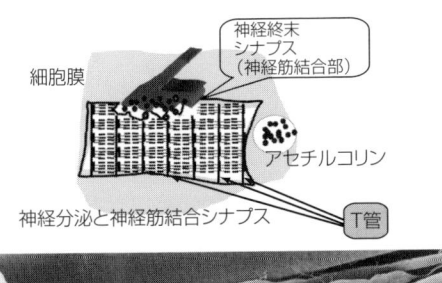

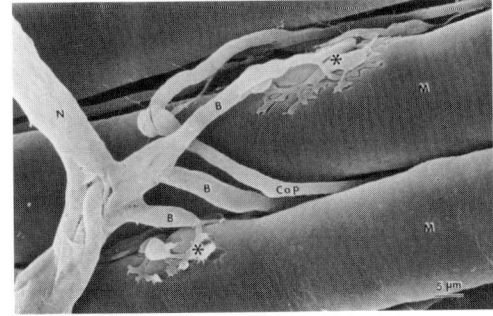

図1　筋神経結合部位モデル（A）と電子顕微鏡写真（B）（文献3より引用）

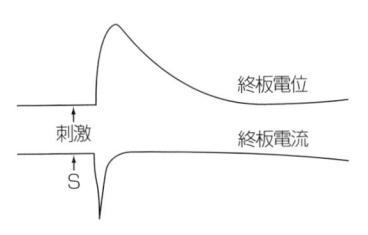

図2　終板電位

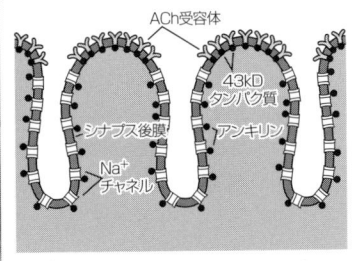

図3　神経筋結合の折り畳まれたシナプス後膜のアセチルコリン受容体とNa^+チャネルの局在（文献1より引用）

ャネルやNa^+/K^+ATPaseが高密度で濃縮しており，両者をアンキリンが結合していることが報告されている．アンキリンは赤血球膜直下で膜タンパク質とアクチンフィラメントを連結しているタンパク質である．

　分泌されたアセチルコリンは，アセチルコリンエステラーゼでコリンと酢酸に分解される．コリンは再度とりこまれ再利用される．アセチルコリンエステラーゼはおそらく筋細胞により合成され，コラーゲン様の尾がシナプス間隙の基底膜 basal lamina のヘパラン硫酸ムコ多糖タンパク質 heparan sulfate proteoglycan と結合しており基底膜に蓄積している．神経ガスサリンはこの酵素の阻害剤である．

[跡見　順子]

[文献]
1) Zach WH：吉本智信他監訳，脳の分子生物学．メディカル・サイエンス・インターナショナル，241-245（1996）
2) 大池陸男：生理学テキスト．文光堂，51-71（1995）
3) Engel AG and Franzini-Armstrong C：Myology 2nd. McGraw-Hill, 261-302 (1994)

Question 25 筋細胞の司令塔としての神経系の細胞・ニューロンとは？

Answer 神経細胞と筋細胞は興奮性細胞と呼ぶほど電気応答性が高い．これは両細胞とも細胞膜にタンパク質の構造として内腔をイオンが流れるチャネルをたくさん発現しているからである．身体は電気伝導体であるともいえ，身体から神経細胞・骨格筋細胞・心筋細胞の時々刻々の活動電位の総和である脳波，筋電図や心電図などの電気現象を取り出すことができる．運動するとそれらの電位や頻度が増加し，活動に応じて生体内で電気現象が増加する．身体がこのような電気現象を示す背景として，①身体は細胞内外ともに水性環境でさまざまな極性をもつイオンが溶けており，しかも細胞内外で不均衡である，②細胞の境界を作っている脂質二重膜内部は基本的には非極性で絶縁体として機能している．しかし，③タンパク質などの電荷を持つ物質には，その電荷をうち消すためにイオンが必要で，これにより生まれる細胞内浸透圧を相殺するために細胞膜にはイオンを選択的に通す（イオン特異的に結合する）チャネルタンパク質を用い，イオンの出し入れを行なうと同時に，④細胞は，無秩序化に向かっている外界と区別する方法としてATPエネルギーを消費して細胞内を電気的に負の状態（－20〜－200mV）に維持している（つまり分極している）．⑤これらの細胞は，K^+チャネルとNa^+チャネル（図1）を多く発現している．静止電位は前者，活動電位は後者の特性による．⑥ニューロンの信号自体はイオンチャネル（Na^+チャネル）の開閉で生じる．チャネルが開くとイオンは膜の両側の濃度勾配依存的に流れるので，電位勾配が低下する．このチャネルを通したイオンの流れが電流となり膜電位を変化させる．この時間的空間的な膜電位の変化が電気信号である．イオンチャネルとは水性の穴をもったタンパク質のトンネルであり，そこを通って特定のイオンが膜を通過する．膜のイオンチャネルの密度や特異性，制御法，動力学が膜の電気特性や電気信号を決定する．制御因子は，電位，外部のリガンド[*62]（神経伝達物質），内部のリガンド（Ca^{2+}，環状ヌクレオチド），機械的力，リン酸化などがある．

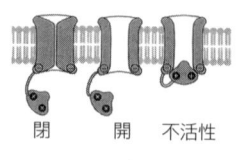

閉　開　不活性

図1　Na^+チャネル

細胞膜に存在するイオンの輸送体タンパク質・ポンプに

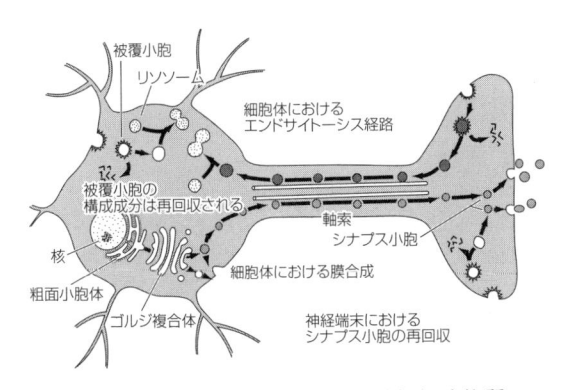

図2 神経細胞は分泌細胞である．神経伝達物質はニューロンの細胞体で合成し，微小管モーターで運搬しシナプスで分泌する．（文献1より引用）

よって分極が回復する．ポンプによるイオンの輸送は濃度勾配に逆らって行なわれるのでATPを消費する．とくにNa^+/K^+ポンプは，3個のNa^+を外に汲み出し，交換に2個のK^+を細胞内に入れるので化学量論的不均衡をもたらし，3つの結果すなわち，①電気を生みだし (electrogenic)，②Na^+とK^+の受動的移動が不均衡となり，③細胞の浸透圧バランスに影響を与える．

神経細胞は分泌細胞である（図2）．神経系のエフェクターつまり神経細胞の分泌物質を受容し効果を発揮するのは筋細胞（骨格筋・心筋・平滑筋細胞）と腺細胞（内分泌系を構成）である．筋細胞におけるインパルスの受容と電位依存性のNa^+チャネル・Ca^{2+}系とリンクした収縮（興奮収縮連関）に対し，神経細胞では興奮―分泌共役により，シナプス末端から伝達物質が分泌される．神経系の機能を実行するのはニューロンで，その発生時のエフェクター細胞との結合や活動，再生を支持するのがグリア細胞である．グリアはニューロンの10倍以上存在する．両者は発生的には同一細胞から非等割分裂により生まれる．神経系の構造は，動物の進化の歴史と機能が要求するすべてを反映して，三次元構造をなす．感覚ニューロンが個体の内外の環境変化を検出し，その情報を介在ニューロンを介して運動ニューロンへ伝達し，最終的に効果器（エフェクター）細胞である筋細胞と腺細胞に指示を与える．脳や脊髄に存在する介在ニューロンが，情報を系統だて，処理し，記憶する（例外として筋の伸展感受容体からきた軸索は直接運動ニューロンと興奮性シナプスを形成する）．

［跡見　順子］

[文　献]
1) Zach WH：吉本智信他監訳，脳の分子生物学．メディカル・サイエンス・インターナショナル，1-154（1996）
2) Alberts B et al：中村桂子他監訳，細胞の分子生物学 第3版．教育社，507-549（1995）

Question 26 骨格筋の収縮は逆に脳神経を刺激するか？

Answer 1972年，英国のCooteらは，運動時の反射的な血圧上昇の機構に着目した．麻酔下のネコで筋収縮を惹起させ，その際の動脈圧の変化を検討した結果，反射的な昇圧反応がみられることを初めて明らかにした．これは「運動昇圧反射」とよばれ，現在では筋収縮時に筋細胞に存在が仮定されている自由終末としての知覚受容器（ポリモーダル侵害受容器とよばれる）が，機械的歪み，圧，熱，などに加え，水素イオン，乳酸，ブラディキニン，カリウムイオンなどの化学物質に同時に反応し，グループIIIやIVなどの求心性神経を介して脳幹や視床下部を刺激することによることが明らかとなってきた[1,2]．筋内代謝受容器反射（muscle metaboreflex）ともいわれる．最近ではこの経路が下垂体（前葉）由来の副腎皮質刺激ホルモン（ACTH）分泌にも関与することが示唆されており，運動時に増大するエネルギー需要や血流を補償するために重要と考えられている（図1）．

活動筋からの求心性信号は脊髄を通ってまずは脳幹に送られる．脳幹では，さらに大きく2つの経路に分かれる．1つは吻側延髄腹外側部のC1細胞群とよばれるアドレナリン作動性神経を介して脊髄を下降し脊髄中間質外側柱にある交感神経節に伝えられ，そこから心臓交感神経を介して心臓機能（陽性変時・変力作用）を反射的に調節する．もう1つは脳幹のA1，A2，A6神経とよばれるノルアドレナリン作動性神経を中継し，脳の前方に位置する視床下部に到達する．これは2つの反応を引き起こす可能性がある．1つは視床下部の室傍核に局在するペプチド作動性神経を刺激し，血中へのバソプレッシン（VP）やACTHなどのホルモン分泌を促すというもの．もう1つは，室傍核の主に外側部から逆に脳幹にフィードバックし，一次神経終末を介して昇圧反応を抑制するというものである（図1）．Liらは，上述と同様，麻酔下のネコを用い電気的に導出した筋収縮に対して室傍核のVP神経[1]（図2），あるいは孤束核，外側網様体核，外側被蓋などの延髄の神経細胞[2]の核内に細胞興奮のマーカーとなるc-Fosタンパク質の発現が増加することから運動時の視床下部や延髄の関与を示唆している[2]．これは正に「筋による反射的な脳支配」の好例である．

最近，ヒトでも最大把持運動を繰り返し行なった際の，補足運動野や体

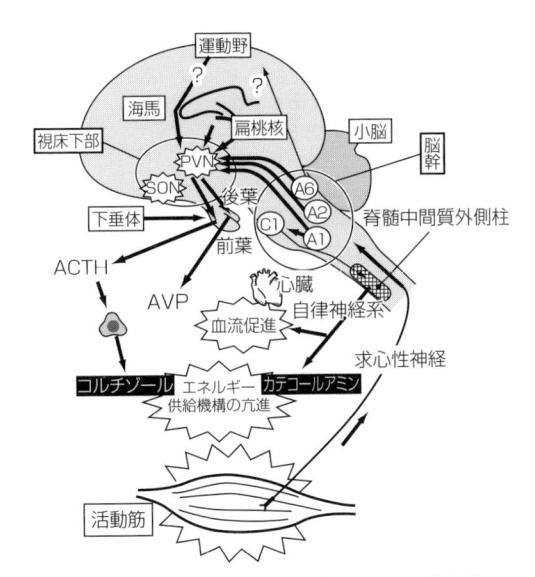

図1 活動筋により反射的に興奮する脳部位活動時には多くの脳部位が興奮すると考えられるが，筋収縮に伴う求心性神経調節により興奮する部位としては脳幹や視床下部が想定されている

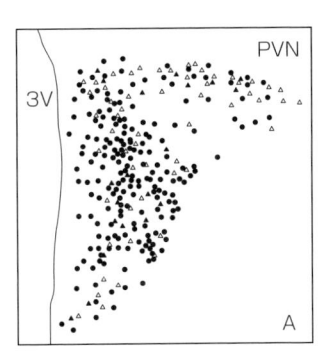

図2 筋収縮によるAVPニューロンとc-Fosの二重標識細胞の増加．白三角はAVP神経の局在．黒丸はAVPニューロンの核にc-Fosタンパクが認められる細胞の局在を示す（文献1より引用）

性感覚野での血流が増加すること．さらに局所麻酔薬を施した実験から，その血流増加が筋からの反射調節により引き起こされることなどが報告されている[3]．これは，動脈血酸素濃度を ^{133}Xe キセノンガスのクリアランスからみたものである．脳ではflow-metabolic couplingといわれるように血流の増加は神経やグリアなどの細胞の興奮を反映すると考えられており，これらの知見も運動時の脳の興奮を示唆するものといえる．

[征矢 英昭]

[文献]
1) Li J et al: Identification of hypothalamic vasopressin and oxytocin neurons activated during the exercise pressor reflex in cats. Brain Res 752: 45-51 (1997)
2) Li J et al: Effect of barodenervation on c-Fos expression in the medulla induced by static muscle contraction in cats. Am J Physiol 274: H901-908 (1997)
3) Williamson JW et al: Mechanisms regulating regional cerebral activation during dynamic handgrip in humans. J Appl Physiol 81: 1884-1890 (1996)

Question 27 収縮様式の違いとは何か？

Answer 収縮中に筋長が変化しない様式を等尺性isometric筋収縮（静的static筋収縮），筋長が短くなる様式を短縮性concentric筋収縮，筋長が長くなる様式を伸張性eccentric筋収縮とよぶ．また，筋長変化を伴う後二者（動的dynamic収縮）については，収縮時の負荷あるいは筋長変化速度条件のいずれかを一定に規定することが多く，前者を等張性isotonic筋収縮，後者を等速性isokinetic筋収縮とよぶ．

これまで，各収縮様式に独特の特性として，等尺性筋収縮における「筋の長さ—力関係length-tention relation（図1）[1]」，等張性筋収縮および等速性筋収縮における「筋の力—速度関係force-velocity relation（図2）」が明らかにされている．これらはいずれも個々の骨格筋細胞に固有の特性であり，前者は筋長に応じて形成される太いフィラメントと細いフィラメントとの重なり部分（クロスブリッジ形成量）の大きさに対応する関数であると理解されている．後者では，特に短縮性筋収縮について負荷（発揮張力）Pと収縮速度Vの間に$(P+a)(V+b)=b(Po+a)$［a＝熱定数，b＝エネルギー遊離速度定数，Po＝等尺性最大張力］の関係が求められている[2]．

刺激を受けた各筋細胞では興奮収縮連関の過程を経て太いフィラメントが細いフィラメントの間隙に滑り込む．収縮様式によりこの各細胞に予定される収縮システムは異ならないが，実現する筋の収縮エネルギー応答は異なる．例えば，等尺性筋収縮では，クロスブリッジはたえず結合と解離，すなわちたぐり込み運動を繰り返しているが，筋張固定により太いフィラメントの滑り込みは行なえない．そのため，筋収縮エネルギーは仕事エネルギーには変換されず，そのほとんどが熱エネルギーとなる．一方，短縮性筋収縮では，太いフィラメントの滑り込み運動が実現するために，収縮エネルギーは短縮熱の他に仕事エネルギーに変換され力と動きが発生する．この時筋パワーとして発揮されるエネルギー遊離速度は，$PV=bP(Po-P)/(P+a)$で表わされ，負荷条件に依存する関数として求めることができる．一方，伸張性筋収縮の場合にはパワー値は負となり，すなわちエネルギーを外界から得て収縮が進行することになる．

個体レベルでみると，筋の収縮は，収縮様式ごとに異なる神経系の活動パターン，例えば，運動単位の動員および発火パターン，筋紡錘を介した

III. 収 縮 67

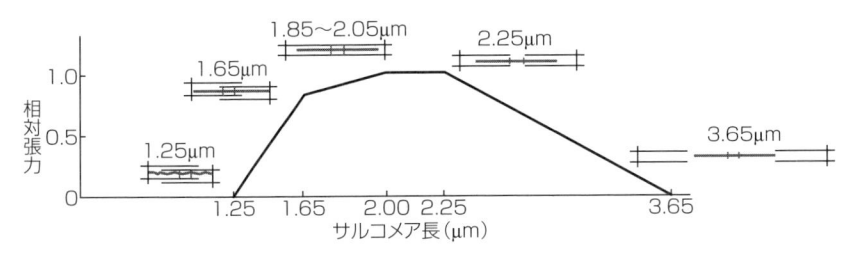

図1 等尺性筋収縮の長さ―力関係（文献1より引用改変）
筋節長と単一筋線維張力の関係

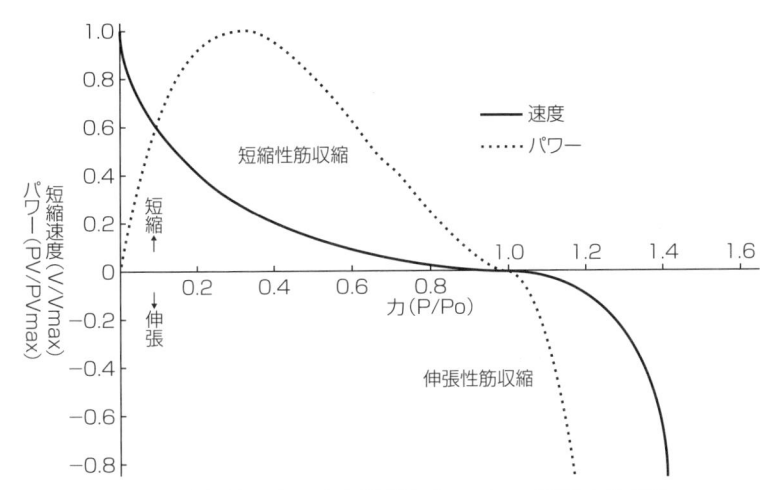

図2 等張性筋収縮の力―速度関係と力―パワー関係の模式図
――：収縮速度，……：パワー（いずれも最大値に対する相対値）

フィードバック調節などの影響を受ける．しかし，上記2つの特性は，ヒトの上肢・下肢を用いた単関節運動で，「関節角度―筋力関係」，「荷重負荷―関節角速度関係」として概ね同様に観察されている．ただし，生体の筋運動では，これらの様式分類に当てはまらない（各負荷条件が一定とならない）収縮も数多く存在し，その収縮応答はきわめて複雑で多様である． [小堀　かおる]

[文　献]
1) Gordon AM et al : The Variation in isometric tension with sarcomere length in vertebrate muscle fibres. J Physiol 184: 170–192 (1966)
2) Hill AV: The heat of shortening and the dynamic constants of muscle. Proc Roy Soc B126: 136–195 (1938)

IV. 張力の発揮

Question 28 張力を伝えるには？

Answer 身体の細胞のほとんどは接着性である．接着とは細胞どうしあるいは細胞外基質と結合することをいう．現在，接着は単なる張力発揮の支点であるだけでなく，接着部位には，成長因子などの液性要因受容体も複合体を形成し，細胞内シグナル伝達・遺伝子発現が連関して起こることが明らかになっている．

骨格筋細胞は多くの点で他の細胞と異なっているように見えるが，細胞としての基本原理は変わらない．組織はたくさんの細胞が直接的間接的に結合したものであるが，結合構造を分解し，1個ずつにばらし適当な基質の上で飼うと運動を始める．この時，中の構造を組換え再構築する．足場として使うタンパク質は細胞ごとに（アイソフォームが異なることが多いが）同種を用いる．骨格筋細胞では，ミオシン・アクチンにより生じる運動はZ帯構造と連関して張力に変換される．一個の細胞も形を構築したり運動するために筋原線維と類似の構造をつくっておりその両端は細胞膜に局在する受容体タンパク質を介して細胞外マトリックス（ECM）あるいは他の細胞と連結し張力を保つ（図1）．Z線・コスタメア構造は，分化前の一個の運動する細胞（筋芽細胞）の足場である焦点接触構造と相同で，アクチンフィラメントが受ける張力をインテグリンを介して土台である細胞外基質タンパク質へ伝達する．インテグリン自体の結合親和性は，ホルモン等と比べて低い（$Kd = 10^6 \sim 10^9 L/mol$）が，濃度を10～100倍に高めてクラスターを作ると，"マジックテープの原理"で接着を強化することができる．結合があまりに強いと細胞は移動するのも再構築するのも困難である．

インテグリンは細胞表面接着分子の一種である（図1）．筋線維は細胞どうし直接結合しておらず，基質と接着する際に用いられるいくつかのインテグリンファミリーにより，1～2μmごとに細胞膜・細胞外基質と結合して張力を細胞外に伝達している．骨格筋でも部位により，あるいは筋分化過程によっても変わる．基質との結合の最も強い筋腱結合部位ではα7，Z板ではαv，ともにβ1と対をなす．分化後の正常な筋細胞（筋線維）は，筋細胞周囲に基底膜構造（数種の細胞外基質タンパク質から構成され

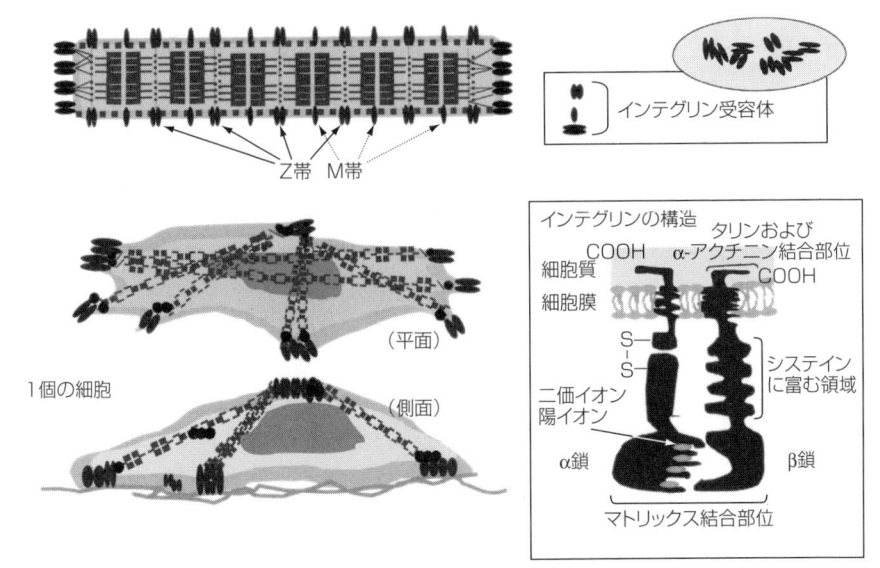

図1 一個の細胞の足場構造と骨格筋細胞(筋線維)の足場構造の相同性

るメッシュ枠構造)をもつようになるので，カドヘリン*[63]類(N-CAMとN-カドヘリン)は，筋分化の途中の一時期および細胞・細胞間結合である神経筋結合部位(終板)およびサテライトセル(筋衛星細胞)の筋線維との結合表面にのみ限局して発現している．インテグリンは，FAK (focal adhesion kinase)等接着構造を活性化するタンパク質との複合体形成により活性化(ECMとの結合)される．筋の結合箇所の形成と安定化，新しく合成された筋原線維の組織化，筋芽細胞が移動してくるのを仲介する分化時の二次筋管の調節点等として働く(β1-integrinは筋の表面の抗原で筋の移動を抑制する物質として発見された)など，筋線維の細胞としての活動の基本因子となっている．　　　　　　　　　　[跡見　順子]

[文　献]
1) Engel AG and Franzini-Armstrong C : Myology 2nd. McGraw-Hill, 223-241 (1994)
2) Alberts B et al : 中村桂子・他監訳，細胞の分子生物学 第3版．教育社，788-860, 950-1009 (1995)
3) 宮坂昌之監修：接着分子ハンドブック．秀潤社，10-84, 268-284 (1994)

Question 29 コネクチン/タイチンとは？

Answer コネクチン/タイチンは，横紋筋（骨格筋，心筋）の弾性タンパク質である．筋原線維の構成成分としては，ミオシン（43重量％），アクチン（22％）についで3番目に含量が多い（10％）．コネクチンは分子の長さが1μm以上で，Z線から出発してI帯をへてミオシンフィラメントに結合し，M線に達する．サルコメア内ではコネクチンがそれぞれ左右からミオシンフィラメントをスプリングのように支えている[1]（図1）．

ヒト心筋のコネクチンcDNAは82kbで，その配列はS. Labeitらによって解明された[2]．コネクチンはアミノ酸26,926個からなり，分子量は2,993,000と，知られているかぎりでは最大のタンパク質である．コネクチン分子の90％はアミノ酸約100個からなる2種類のくりかえし単位からなっている．フィブロネクチンのタイプIII部域（モチーフI）とイムノグロブリンC2部域（モチーフII）で，それぞれ132個のIと112個のIIがコネクチン分子内で並んでいる．モチーフI，IIともβシートの折りたたみ構造からなる．

コネクチン分子のN末端部（アミノ酸約800個）はZ線内に入りこんでおり，となりのサルコメアのコネクチンN末端部と100nmほど重なりあっている．それぞれのN末端部はTキャップ（分子量19,000）と結合している[3]．N末端部付近にはZ線構成タンパク質αアクチニンと結合する部位がある．I帯内では26個のモチーフIIのあと，PEVK部域がある．これは，プロリン，グルタミン酸，バリン，リシンを70％以上含む弾性部域である．伸長しにくい心筋ではPEVK部域のアミノ酸は163個であるが，骨格筋では1,400個である．PEVKのあと22個のモチーフIIと11個のモチーフIと2個のモチーフIIがつづいてミオシンフィラメントにいたる．

ミオシンフィラメント上に結合するコネクチン部域は，(II-I-I-II-I-I-I)$_6$，(II-I-I-II-I-I-I-II-I-I-I)$_{11}$，(II-II-I-I-II-II-I-キナーゼ)と規則正しい配列となっており，モチーフII 10個がM線を形づくっている．キナーゼはミオシン軽鎖キナーゼ（MLCK）である．M線では，左右のコネクチンC末端部（10モチーフI）が110nmほど重なりあっている．M線中央でとなりあう

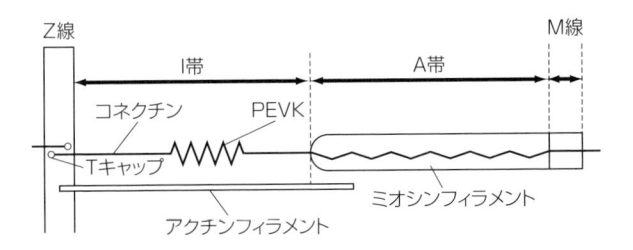

図1 半サルコメア内のコネクチン局在．（文献1より引用改変）

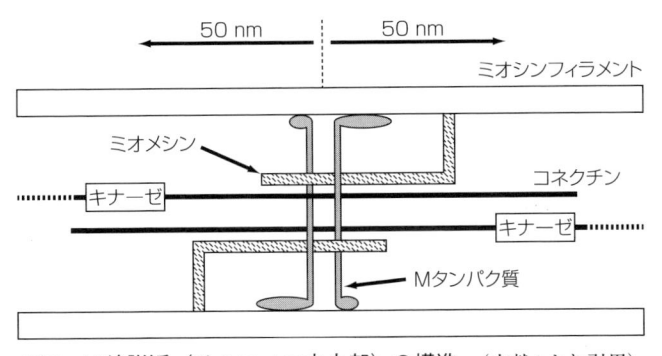

図2 M線附近（サルコメア中央部）の構造．（文献1より引用）

ミオシンフィラメントをMタンパク質（分子量165,000）が架橋し，ミオメシン（分子量190,000）がミオシンフィラメントとMタンパク質およびコネクチンとを架橋している（図2）．

　筋原線維は受動的に伸長されると張力（静止張力）を発生する．この静止張力はコネクチン分子の弾性によることが光ピンセット法，原子間力顕微鏡法によって示されている．初期張力発生はPEVK部域の弾性，後期（サルコメア長が大きいとき）張力発生はモチーフIIのunfoldingによる．

[丸山　工作]

[文　献]
1) Maruyama K: Connectin/titin, giant elastic protein of muscle. FASEB J 11: 341-345 (1997)
2) Labeit S, Kolmerer B: Titins: Giant protein in charge of muscle ultrastructure and elasticity. Science 270: 293-296 (1995)
3) Gregorio CC et al: Muscle assembly: a titanic achievement? Curr Opin Cell Biol 11: 18-25 (1999)

Question 30 筋の細胞骨格とは？

Answer　骨格筋の収縮する性質は，動的柔軟な構造を必要とし，収縮を張力へ変換するためには収縮に抗する構造的基盤が必要である．細胞はこの2つの相反した目的を両立させる構造をもつ．骨格筋線維（細胞）の細胞骨格は収縮単位を整列させるとともに，ミオシン・アクチンの相互作用による運動の張力変換のための支点となっている（筋サルコメアZ線・コスタメア構造・筋腱結合）（図1）．培養筋管細胞での筋原線維と細胞骨格の電顕像をみると両者が緊密に連携していることがわかる（図2）．

　収縮に関連する構造を筋原線維，収縮に抗して形態を維持し張力を受容し細胞外へ伝達する構造を細胞骨格と一応分けることができる．図1にサルコメア収縮単位の構造化と張力の発揮に関する強度や弾性の保持に関わる構造モデルを示した．筋線維（筋細胞）は，周囲に細胞外マトリックスである基底膜を，さらにその周囲にはⅠ型コラーゲンから成る筋周囲膜を配し，腱・骨に結合している．通常の細胞骨格および骨格筋特異的な細胞骨格は，接着受容体・基底膜を連結させ，細胞全体に生理的な張力が保たれるように構造化されている．滑り運動は一連の過程が進行する周適当な

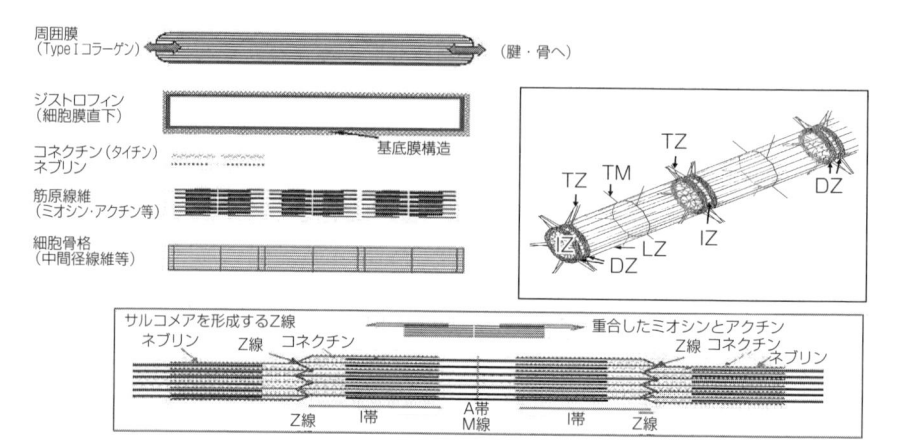

図1　サルコメア収縮単位と張力発揮に対する強度・弾性・構造化への対応骨格構造

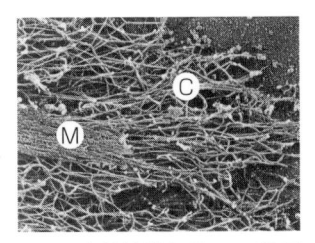

図2 培養筋管細胞での筋原線維（M）と細胞骨格フィラメント（C）の関係（文献2より引用）

張力が発揮されている状態でのみ，効果的に張力に変換される．ジストロフィンはZ線・M線以外のサルコメア部分で細胞膜直下のアクチン格子構造と細胞膜の糖タンパク質（ジストログリカン等）を介して細胞外基質ラミニンと結合し筋線維全体に張力を保持していると考えられる．サルコメア内では，コネクチン（タイチン）がZ線とM線に結合し，ミオシンをつなぎ止め収縮や伸張に伴う弾性を保証している．コネクチンと同様に骨格筋特異的巨大タンパク質であるネブリン（nebulin：773kDa）は，アクチンに結合できる35aaの繰り返し構造を184個もち，長さは1μmで筋原線維I帯に局在し，アクチンフィラメントの端から端まで結合し，I帯の長さを決めている．このように骨格筋では，収縮・張力発揮に関わるタンパク質で細胞内タンパク質のおそらく8～9割を占める．

　図1右は，電顕像の観察から構築されたサルコメア関連細胞骨格のモデル図で，主に中間径線維デスミンにより構成されると考えられるが，Z線をはさんで二重構造をとり，筋原線維の周囲を囲み束ねると同時にサルコメア全体を縦横に束ねている．デスミンのノックアウトマウスでは筋原線維の構造が乱れ筋の発達に異常が起こる．

　筋線維を自身の運動および移動との関連で考えると，筋細胞は，分化前の「移動する細胞」から分化後の「移動しない（しかし細胞内の分子の運動・移動は起こる）細胞・筋線維」へと変化する．筋線維が移動してしまうと引っ張りに強い構造をつくることはなかなか難しい．現に成長の過程で，骨の成長が速すぎると骨と筋のバランスが壊れ成長期特有の病態を発生する．筋ジストロフィーのような病態は筋の発揮する張力自体に筋構造自体が耐えきれずに破壊されるために成長後病態が悪化する．

［跡見　順子］

［文献］
1) Alberts B et al：中村桂子他監訳，細胞の分子生物学 第3版．教育社，821-858（1995）
2) Engel AG and Banker BQ：Myology 1st. McGraw-Hill, 15-23 (1986)
3) Engel AG and Franzini-Armstrong C：Myology 2nd. McGraw-Hill, 223-241 (1994)
4) Kreis T and Vale R：Guidbook to the Extracellular Matrix 2nd. A Sambrook and Tooze Publication at Oxford University Press (1999)

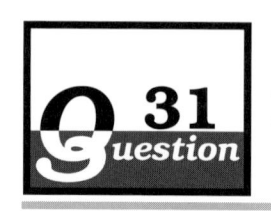

Question 31 Z線（Z帯，Z盤）とコスタメア構造とは？

Answer 横紋筋の収縮単位サルコメアを区切る（直径約1μm）円盤膜様構造をZ線という．Z線は2つの隣り合うサルコメアのI帯を構成しているアクチンフィラメントプラス端の連結部位である（図1）．アクチンは重合してアクチンフィラメントを形成する（図1A）が，アクチン分子の構造から重合して形成されたフィラメントに極性ができる．重合速度の早い端をプラス端（反矢じり端Barbed end），遅い端をマイナス端（矢じり端Pointed end）と呼ぶ（図1B）．矢じり端・反矢じり端の名称は，ミオシンの頭部（S1ミオシン）を結合させ修飾されたアクチンフィラメントが矢じり様に見えることによる（図1C, D）．アクチン結合タンパク質のうち，キャッピングタンパク質の多くはプラス端に結合する（図1E）．Z線ではCap Z（β-アクチニン）がキャップし，α-アクチニンを束化（図1F）している（Z線では両サルコメアのアクチンフィラメントの方向が逆であることに注意）．両側のI帯アクチンのキャッピングと束化で形成されたZ線（図1G）．I-Z-I構造は筋原線維形成時や崩壊時に観察される．コスタメア[*64]はZ線両隣に存在する（図1H）．培養細胞に見られる基質への接着構造とその構成タンパク質はZ線・コスタメアを構成するタンパク質と類似している（図1I）．コスタメアは張力の伝達部位である（図1J）．実際，張力がコスタメアを介して伝達されることが，柔らかいシリコンラバー上の心筋細胞の収縮に伴い，心筋のコスタメアに同期したシリコン膜のしわができることで示された．Z線と細胞骨格は，収縮と弛緩の2相間で，筋原線維と細胞膜変形の機械的統合に関わる（図1K）．筋線維の枝分かれの生成点であり，肥大筋に見られるスプリティングに関わる（図1L）．

　Z線・コスタメアには，他の多くの受容体・チャネルがクラスターをつくっており，収縮やストレッチに伴う機械的刺激と連関したシグナル伝達の構造的機能的基部として働いているものと考えられる． ［跡見　順子］

［文　献］
1) Rowell LB and Shepherd JT : Handbook of Physiology Section 12. The American Physiological Society, 539-554 (1983)
2) Burridge K et al : Ann Rev Cell Biol 4 : 487-525 (1988)

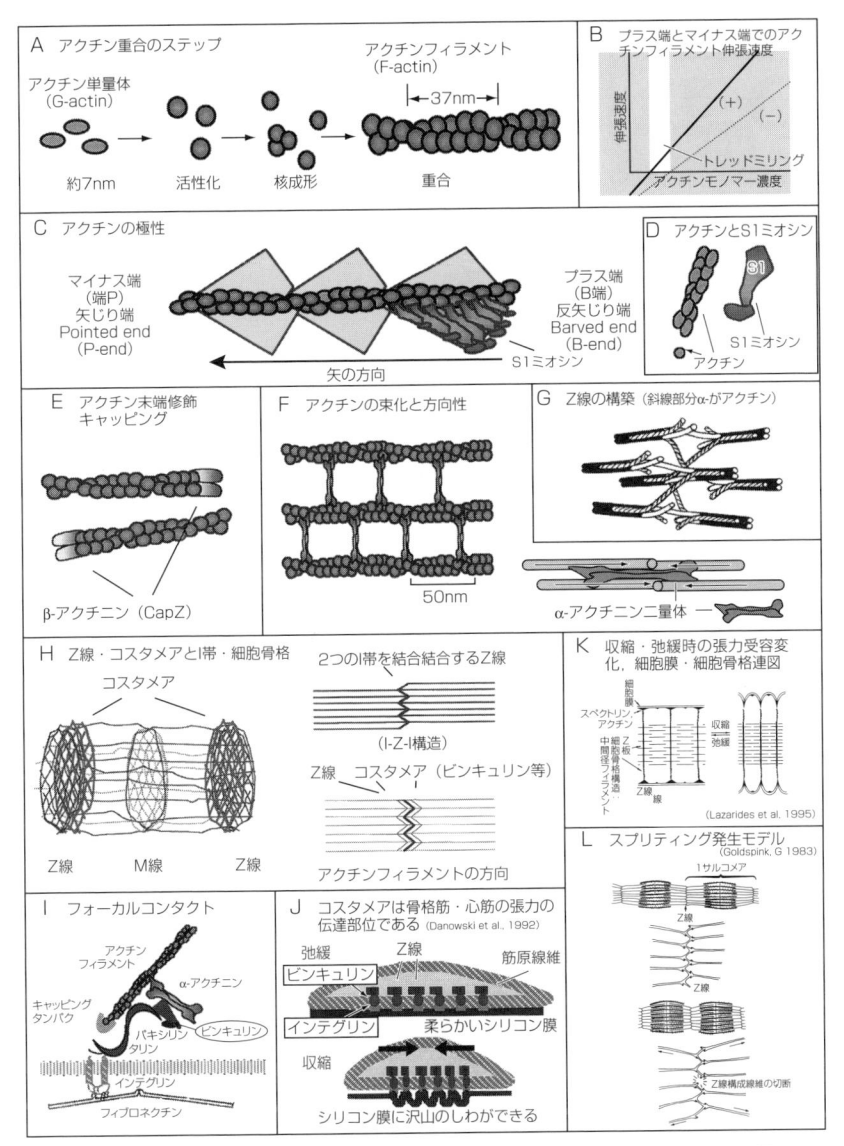

図1 アクチン重合の方向性とZ線，Z線・コスタメア構造と張力発揮

3) Pardo JV et al : Proc Natl Acad Sci 80 : 363-367 (1983)
4) Danowski BA et al : J Cell Biol 118 : 1411-1420 (1992)

Question 32 ジストロフィンとは？

Answer 骨格筋には進行性筋ジストロフィーと呼ばれ，筋線維の壊死，再生を繰り返しながら，しだいに筋萎縮をきたす遺伝性の疾患がある．その中で最も頻度が高く（10万人あたり19〜27人），しかも進行がはやいため，多くは20〜30歳までに死亡するものにDuchenne型筋ジストロフィー（DMD）がある．DMDは骨格筋細胞膜裏打ちタンパクの1つのジストロフィンの変異，欠損により起こることが分子遺伝学的に明らかになっている．ジストロフィン遺伝子はX染色体上に79個のエキソンが2.5Mbにわたって存在する巨大遺伝子で，その巨大さゆえに変異も多く，またその変異は伴性劣性型の遺伝様式を示す．

ジストロフィンは分子量約427KDの巨大タンパクで，大別して次の4つのドメインからなる．①N末のアクチン結合ドメイン（約240残基）②triple helical segment（S字形にペプチドが折り畳まれた構造）が24回繰り返す約2,700残基の棒状領域 ③システインに富む領域（約140残基） ④C末領域（約420残基）．他のタンパク質との比較では①のアクチン結合ドメインおよび②の棒状領域はα-アクチニン，スペクトリンのそれぞれの類似部分と相同性を有している．骨格筋では②，③の境界部付近のWWドメインと呼ばれる部分で膜内タンパク質のβ-ジストログリカンと結合し，β-ジストログリカンは細胞膜表面でα-ジストログリカンを介して基底膜のラミニン2と結合する．またβ-ジストログリカンはα，β，γ，δ-サルコグリカンと呼ばれる膜内在性糖タンパク質からなる複合体とも結合していると考えられている．④のC末領域はシントロフィン，ジストロブレビンと呼ばれるタンパク質を結合する．以上から図1のような模式図が出され，ジストロフィンが細胞膜直下のアクチン線維―ジストロフィン―ジストログリカン複合体―ラミニン2という一連の結合（ジストロフィン軸：小沢1998）により細胞内の構造を細胞膜を介して基底膜につなぎとめ，収縮時に細胞膜にかかる張力への抵抗性を高めていると推測されている．実際，DMDのほかに基底膜のラミニン2の欠損，サルコグリカンの欠損による筋ジストロフィーの存在も明らかにされており，このジストロフィン軸の重要性が示唆される（ただし，サルコグリカンの役割は

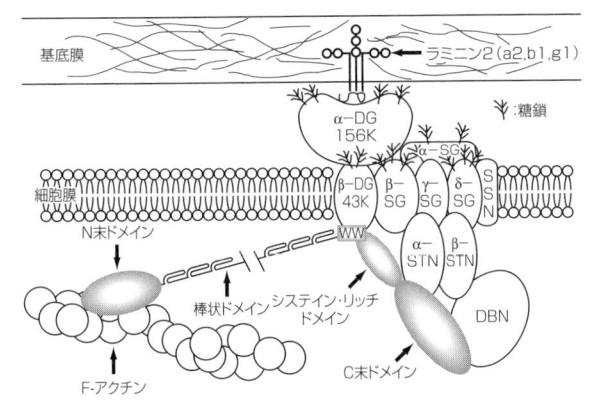

図1 ジストロフィンと関連タンパクおよび骨格筋細胞膜，基底膜，アクチン線維などの関係を示す模式図
DG：ジストログリカン，SG：サルコグリカン，STN：シントロフィン，DBN：ジストロブレビン，SSN：サルコスパン

未解明．またジストログリカンの欠損は発生初期に致死となる）．しかし，ジストロフィンの欠損から発症に至るメカニズムについてはジストロフィンの欠損→膜の脆弱化→収縮による膜損傷とCa^{2+}の流入→筋線維の壊死の図式が考えられているが，今のところ直接の証明はなく，まだ仮説である．

ジストロフィンの欠損・変異によりおきるDMDには未だ根本的な治療法はなく，ジストロフィンについての今後一層の研究の進展が望まれる．

[依藤　宏・仁科　裕史]

[文　献]
1) 吉田幹晴・小澤鍈二郎：ジストロフィンと関連するいろいろなタンパク質；新筋肉病学（杉田ら編）225-244，南江堂，東京（1995）
2) 小澤鍈二郎："新"細胞膜障害説またはsarcolemmopathy，筋ジストロフィーはここまでわかったPart 2（筋ジストロフィー研究連絡協議会編）7-32，医学書院，東京（1999）
3) Tinsley JM et al: Dystrophin, utrophin and their associated proteins. SC Brown and JA Lucy eds. 56-78, Cambridge U.P., Cambridge. (1997)

Question 33 基底膜とは？

Answer 基底膜は，主として上皮細胞と結合組織との境界に形成される．部位によって厚さは異なるが，およそ数10nmほどである．骨格筋内では，図1に灰色で示す部位（筋線維と結合組織境界，血管内皮裏打ち，シュワン細胞[*65]と結合組織との境界）に存在する．

1．基底膜の生物学的機能

組織が種々の要因で損傷を受けても，基底膜構造が残っている場合には，ほぼ元の状態に近い状態に戻ることが，種々の臓器組織の基底膜に関した研究から報告されている．骨格筋細胞でも基底膜への損傷が少ない条件で筋線維を壊死させた場合，挫滅した場合の修復と比較して，筋線維が損傷前に近い状態に再生する．つまり，基底膜は細胞の分化形質の維持・制御に関与している細胞外マトリックスであると考えられる．また，筋肉の中でも，シナプス部位や筋腱接合部位，血管周囲などで基底膜成分の組成が異なる．このことは，基底膜を構成する成分の違いが基底膜の組織特異性をもたらし，その結果，組織の特異性を維持させるものと考えられる．

組織特異性以外に例えば腎臓の糸球体など，血管に関連した組織などの基底膜では，物質の透過性を制御するバリアの役割も果たしている．

2．基底膜の構造と構成成分

基底膜の超微細構造はポア10数nmの網目構造である．構成物質に関して，抗体を用いた免疫組織化学的研究から，IV型コラーゲンタンパク質ファミリー（3種類以上の分子種）とラミニンファミリー（12種類以上の分子種）は，ほとんどの基底膜に存在する成分であることがわかってきた．さらにヘパラン硫酸プロテオグリカン[*66]類や，それぞれの組織特異的な基底膜結合タンパク質が存

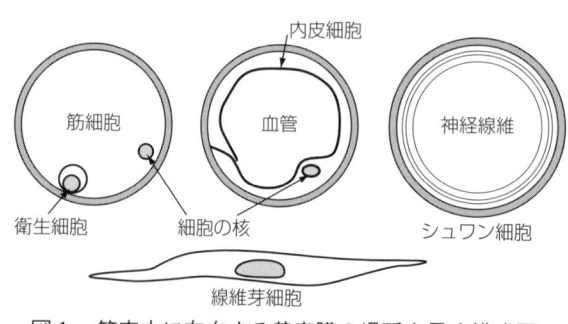

図1　筋肉内に存在する基底膜の場所を示す模式図

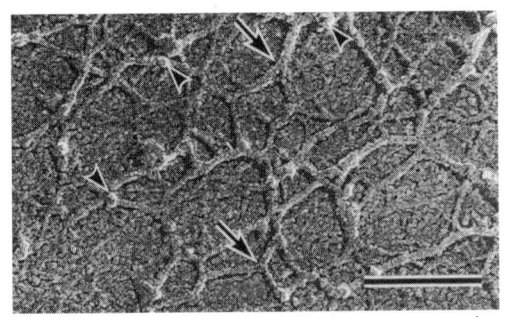

図2 IV型コラーゲンの会合体（bar＝0.1μm）．
(Adachi et al 1994)

在すると考えられるが，それらの詳細は不明である．

IV型コラーゲンは，分子量約16〜18万のポリペプチド鎖3本からなる分子である．人体にもっとも多いI型コラーゲンは，太さ100nm程度の縞模様を呈する線維をつくるが，IV型コラーゲンは，太さが数nm程度で，非常に細かい網目構造をつくる（図2）．この構造が基底膜構造の骨格を形成していると考えられる．筋線維の基底膜の場合，シナプス領域とそれ以外の領域で異なるIV型コラーゲン分子種が存在すると報告されている．

ラミニン[*67]は基本的には，α，β，γ鎖群のポリペプチド鎖それぞれ1本ずつが組み合わされて分子が構成される．構成ポリペプチド鎖の組み合わせによって，現在1から12まで番号付けがされている．ラミニンα2鎖の遺伝子異常は，骨格筋や神経に影響を及ぼし，先天性筋ジストロフィーとなる．神経筋接合部はラミニン3（α1β2γ1），筋腱接合部はラミニン4（α2β2γ1）の鎖の抗体染色でよく染まる．ラミニンはジストロフィン結合タンパク質複合体と相互作用し，骨格筋細胞の機能発現に関わっている．今後の研究課題は，これら複数の分子のより高次の相互作用が，どのように細胞レベルでの力の伝達機構に統合されているかである．

基底膜に存在するプロテオグリカンの詳細はいまだに明らかになっていないが，パールカン，アグリン[*68]など複数の種類がある．さらに多くの基底膜成分があると推測されている．

[水野　一乗・中里　浩一]

[文　献]
1) 林利彦他：コラーゲンスーパーファミリー，細胞外マトリクス（林，小出編）愛智出版，94-138（2000）
2) Hayashi T and Mizuno K: Collagen, Encyclopedia of Molecular Biology (Creighton ed.), John Wiley & Sons, 500-511 (1999)
3) 水野一乗，吉川究：細胞外マトリックス．運動分子生物学（大日方監修），ナップ，105-124 (2000)

Question 34 筋腱接合部とは？

Answer　筋腱接合部とは，文字通り，筋と腱との境界のことである．筋腱接合部は，筋線維および腱の結合組織線維が互いに入り組んでいる．これらはどちらも「線維」という名称ではあるが，筋線維は細胞であり，太さは数十μmである．一方，腱の結合組織線維は，コラーゲンタンパク質が主成分であり，太さは100nm（0.1μm）のオーダーである．図1に腱のコラーゲン線維の模式図を示す．

　図2には，筋腱接合部の模式図を示す．筋腱接合部では筋線維と腱組織が交互に入り組んだ凹凸構造が観察される．この凹凸構造は，筋細胞で生じる力を腱に伝達するにあたり互いの組織の接触面積を増加することで，結果的に単位あたりの力を減少させる合目的的な構造であると考えられる．

　この特異的な凹凸構造と力学的環境との関係に関して，いくつかの報告がなされている．タイプ2筋線維の存在する筋腱接合部ではその凹凸構造がより緻密であること，廃用により凹凸構造が衰退することおよび衰退した凹凸構造はreloadにより再構築されることなどは，凹凸構造と力学的

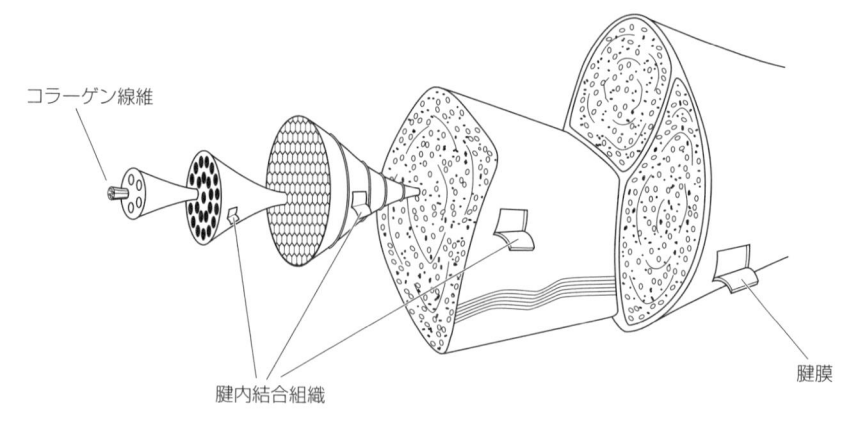

図1　腱におけるコラーゲン線維の階層性
　　　太さ0.1μmほどの線維が段階を経て腱になっている．

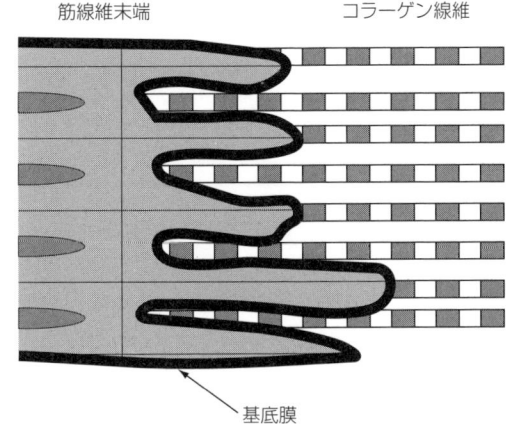

図中ラベル: 筋線維末端　コラーゲン線維　基底膜

図2　筋腱接合部の模式図
細胞の末端には多数の突起が出て表面積が増している．コラーゲン線維がその突起に入り込んでいる．

環境との間になんらかの関係があることを示唆する．加えて筋腱接合部は腱断裂などスポーツ障害の発生頻度の高い部位であり，トレーニングと凹凸構造の関係のような力学的環境との関係は臨床的重要性も高い．

筋腱接合部を構成する分子群は，細胞外マトリックス分子，筋細胞膜分子，筋細胞内側の細胞骨格分子に分類され，この三者が複合体をつくることによって，力学的に強い構造が形成されている．この部位に存在する分子については，徐々に明らかになってきているが，それらの分子がどのような複合体を作っているのか，また，運動やトレーニングによる分子レベルでの変化などは，まだほとんどわかっていない．

筋腱接合部の腱側組織に関して，Ⅰ型コラーゲンが主成分である腱の中で特に筋腱接合部位付近は，Ⅲ型，Ⅴ型コラーゲンの存在割合が高くなっている．これらⅠ，Ⅲ，Ⅴ型コラーゲンは組織構築に重要な'線維'を形成する．特に，Ⅲ，Ⅴ型コラーゲンは構成線維の径の制限に関わることが指摘されている．引っ張り強度に対する抵抗性が大部分の機能となる腱の中央部はⅠ型コラーゲンが主となる太い線維からなっている．一方，筋腱接合部は様々な分子の組み合わせにより，より複雑な組織骨格構造を形成することで，特異的な凹凸構造や変化する力学的環境に対応している可能性がある．

［中里　浩一・水野　一乗］

[文献]
1) Józsa LG and Kannus P : Human Tendons. Human Kinetics, Champaign USA (1997)
2) 石川春律：筋の組織学．新筋肉病学（杉田ら編）南江堂，30-47（1995）
3) 水野一乗他：腱のマトリクス生物学：構造，機能，およびその変化．体育の科学 50: 165-173 (2000)

Question 35 ストレッチ反応領域(SRE)とは？

Answer c-fosなどのImmediate early geneの発現は筋収縮あるいは筋伸張（心筋・骨格筋）後数分で上昇することから，筋の収縮・張力発揮は何らかの遺伝子を発現させるシグナルとなっていることがわかる．c-fosなどの細胞増殖因子やホルモン，神経伝達物質，機械的刺激ストレッチなどの外界の刺激に応答して一過性に発現が誘導される遺伝子の一群を前初期遺伝子 Immediate early gene（IEG，即時型遺伝子 early growth response gene: EGRともいう）と呼ぶ．その発現誘導に新規のタンパク質合成を必要としない．遺伝子の上流の調節領域には発現を特異的に上昇させるDNA配列SRE（serum responsive element）血清応答領域あるいはストレッチ応答領域：[CC（A/T)$_6$GG]）があり，転写因子である血清応答因子SRF（serum responsive factor, 図1）が二量体で結合する．

SRFはアミノ酸508個から成る分子量67kDaのリン酸化タンパク質で，N末端部分にDNA結合領域としてMADSボックスモチーフ[*69]を，C末端部分に転写活性化領域をもつ．c-fos，アクチン，ビンキュリン[*70]egr-1，junB，αB-クリスタリン[*71]等にはSREが存在する．そのため，生体内ではこれらの遺伝子産物は細胞内情報伝達で重要な役割を担っている．一般に刺激後数分間で発現し始め，15～30分で発現がピークに達して，数時間後には発現が認められなくなる．

SRFの解析は，前初期遺伝子群の1つであるc-fosを用いて行なわれている．それによると，血清刺激（成長因子が関与）などがない場合，SRFは転写活性能を示さない．ところが，休止期細胞が刺激されると，細胞内シグナル伝達系の作用でMAPキナーゼが活性化される．MAPキナーゼは直接SRFをリン酸化しないが，SRFと特異的に結合するp62TCF[*72]/Elk-1のC末端領域をリン酸化する（図2）．このリン酸化が引き金となってp62TCF/Elk-1はそのN末端領域を介してSRFのMADSボックスに結合し，

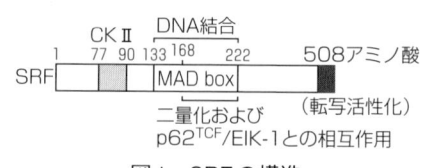

図1 SRFの構造

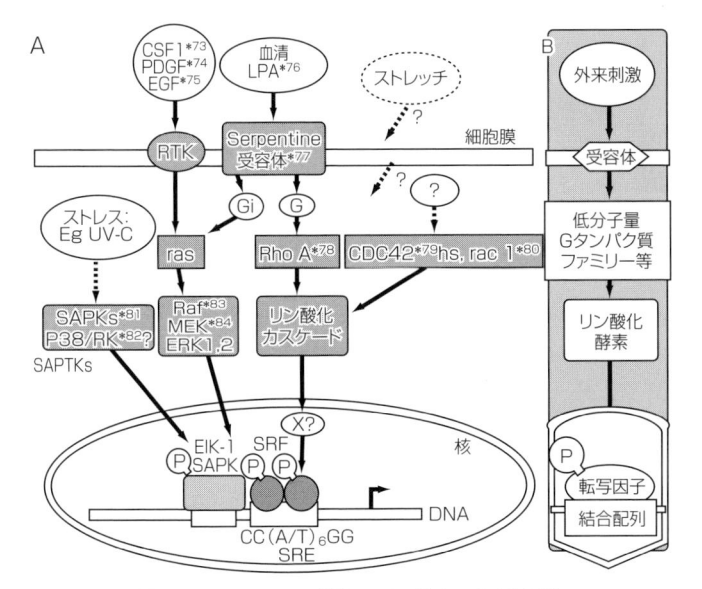

図2 c-fos SRE に関わるシグナル伝達経路

SRF-p62 TCF/Elk-1複合体が形成される．転写活性化ドメインはp62TCF/Elk-1に賦写されている．すなわち，c-fos遺伝子の発現は，DNA結合能を有するSRFと転写活性化能を有するp62 TCF/Elk-1のDNA上での複合体形成により誘導される．

SREは前初期遺伝子群だけではなく，多くの筋特異的遺伝子のプロモータ領域にも存在する．また，SRFは筋細胞でも発現していることから，SRFを介した筋細胞での遺伝子発現調節の制御についての解析が待たれる．またSRF関連遺伝子の探索で骨格筋に特異的転写因子として同定されていたMEF2が報告されている．

最近，培養細胞を用いてSRFのcDNAのクローニングを行なったTreismanら[1]は，SREを介したc-fos遺伝子発現が，細胞のアクチン細胞骨格のダイナミクスにより促進されることを示した．

[藤田　義信・跡見　順子]

[文　献]
1) Treisman R: Journey to the surface of the cell, Fos regulation and the SRE. EMBO J 14 : 4905-4913 (1995)
2) Sotiropoulos A et al: Signal-regulated activation of serum response factor is mediated by changes in actin dynamics. Cell 98: 159-169 (1999)
3) Sadoshima J and Izumo S: The cellular and molecular response of cardiac myocytes to mechanical stress. Annu Rev Physiol 59: 551-571 (1997)

Question 36 筋紡錘とは？

Answer 当初骨格筋内で横紋筋線維に平行して存在する紡錘形の顕微鏡的構造物に命名された．この結合組織性の嚢の長軸を貫通する数本の特殊な筋線維（錘内線維：末端部に横紋があり，筋紡錘内にあるのでこの名がある，intrafusal fiber[*85]）があり，その一部位の横紋がなく網様状の部分（核が凝集している部分）に，先端部が無髄になった感覚神経終末が巻き付いている．筋肉が引き伸ばされると，神経終末はこの網様部の変形にほぼ比例して脱分極され電位を発生する．この応答は筋の伸張度に関係した静的応答と筋の長さと伸張速度に関係した動的応答とがあり，大よそ前者は核鎖線維（核が一列に並んでいる核鎖線維 nuclear chain fiber，細い線維），後者は核袋線維（細胞核が凝集しクラスターを作っている部分がある nuclear bag fiber；bag1 fiber と bag2 fiber がある．太い線維）に対応する（図1）．神経終末の数は bag1>bag2>chain である．錘内線維も通常の筋線維（錘外線維）と同様に，遅筋タイプと速筋タイプがある．

電気生理学的な研究により筋紡錘 muscle spindle や腱紡錘 tendon spindle（Ib 感覚神経支配）には他の多くの感覚細胞と同様に機械受容チャネル mechanoreceptors（stretch activated channel；SA チャネル，細胞膜への圧や伸張などの物理的刺激により開口し Ca^{2+} などの二価イオンの流入に伴い脱分極が起こる）が存在すると考えられている．

筋紡錘の囊状カプセル（運動神経・感覚神経軸索も含む）（図1）の最外層はコラーゲン様線維であるが，その内層には基底膜が張り巡らされ capsular sheet cell と呼ばれる神経上皮細胞が互いに密着して結合し（タイト結合で結合し物質の拡散を防ぐバリアとなっている）一層の細胞シートによる管状カプセルを形成している．カプセルの内部は弾性線維やグルコサミノグリカンヒアルロン酸などの糖タンパク質などによる粘性の高いゲル状構造内にそれらを主に分泌する線維芽細胞も存在し，さらに最内層は一層の線維芽細胞がシートを作って神経細胞の軸索と直接接している．カプセル内は相対的に高 K^+ の状態になっており（－15mV），神経終末の興奮性の維持に貢献しているようである．

筋紡錘の発生は特異的な筋芽細胞があるというよりもむしろ胚発生後期

IV. 張力の発揮

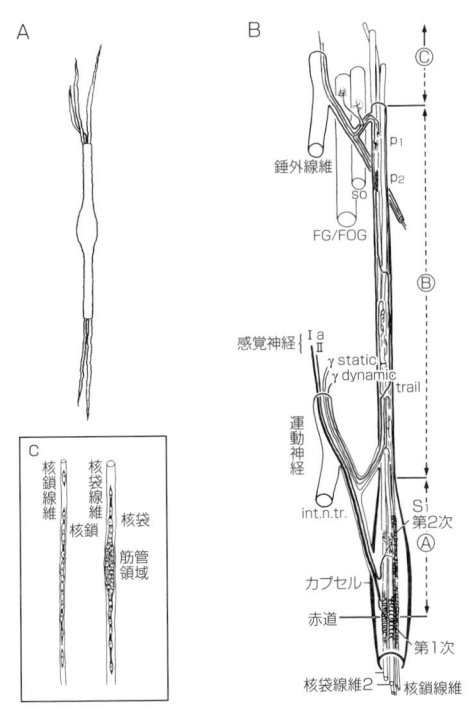

図1 ネコ筋紡錘の構造と神経支配 a. 筋紡錘を構成する錘内線維のカプセルで覆われた束. b. 赤道部位(A)と末端部位(B, C)およびIa, II感覚神経およびβ, γ運動神経軸索. これらは赤道部位では, 求心性・遠心性両方の蜘蛛状に分岐した神経細胞終末と直接接している(A). c. 核が凝集した核袋線維(bag1)と核鎖線維(chain). (文献1より引用)

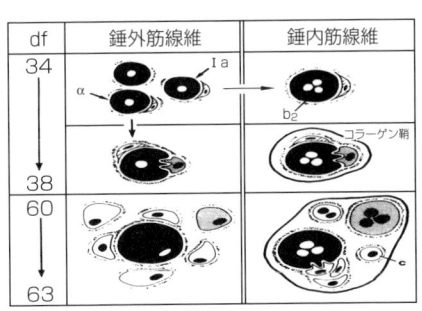

図2 錘内線維と錘外線維の形成モデル（ネコの腓骨筋横断面図） 胚34〜38日でα運動神経と感覚神経(Ia)が筋原基内に成長する. Ia接触筋管細胞の核の凝集. コラーゲン鞘の形成が進行し, 筋紡錘が形成される. (文献1より引用)

に起こる神経筋相互作用に決定的に依存している（図2）. この図は, 3つの第1次筋管細胞（塗りつぶした細胞, 横断面で核が1個）のうち, Ia感覚神経支配を受けたもの（矢印右へ）とα運動神経支配を受けたもの（矢印下へ）のその後の錘内線維と錘外線維の形成過程のモデルである. 感覚神経Iaの終末形成により, 直下に核が凝集する. 鳥類の発生では, 第一次求心性神経線維が第二次筋管細胞に接触する胚の11日（E11）頃に起こる（ネコでは第1次筋管細胞へ接触）. 神経支配を抑制すると錘内筋線維の形成・維持がみられないことから, 一義的に神経支配（電気刺激や収縮でも）それも感覚神経支配が決定することがわかる. 運動神経は錘内線維の収縮タンパク質のアイソフォームの決定に関わる.

[跡見　順子]

[文献] 1) Engel AG and Franzini-Armstrong C : Myology 2nd. McGraw-Hill, 333-360 (1994)

V. 筋収縮のエネルギー

Question 37 ATPの再合成過程とは？

Answer 運動はATPを消費することによってそのエネルギーを産生するのであり，筋内にもともと蓄えられているATPは1秒程度の運動で使いきってしまう量でしかない．そこで運動の開始とともに，またもちろん運動時でなくとも生きている状況ではいつでも，ATPが再合成されなければならない．ATP再合成機構として，これまでの表現でいえば，ATP-CP系，乳酸系，有酸素系が提示される．ATP-CP系は，筋内にあるクレアチンリン酸（CP）がクレアチンとリン酸となりADPからATPの再合成に使われるとされる $ADP + PCr + H^+ \rightarrow ATP + Pi + Cr$ の反応である．一方グリコーゲンを分解して解糖系の反応を進めて，ピルビン酸が乳酸になれば，1分子の解糖により2分子のATPが供給される．ピルビン酸がミトコンドリアに入り完全に分解されれば，38分子のATPが供給される．また糖でなく脂肪が利用される場合でも，有酸素的に代謝されATPの再合成が行なわれる．したがってエネルギー供給として最も供給量が大きいのは有酸素的なATPの再合成である．

これら3つのATP再合成過程については，時間的な順序をつけてまずATP-CP系が使われ，CPがなくなったところで乳酸系がというように説明されることが多かった．しかし必ずしもそのように解釈できないことが多々ある．次項も参照されたいが，まず第一に有酸素系の働きはどのような時にでも必ず働いているのである．運動開始時には血液循環の適応が若干遅れることにより，酸化反応が増加するのに遅れが出ることはあるだろうが，ATP-CP系そして乳酸系に引き続いて働くようになるのではない．また乳酸の産生も実際には運動開始とともに始まっている．筋グリコーゲンからの乳酸の産生の第一段階であり律速段階の1つであるのは，ホスホリラーゼによるグリコーゲンのリン酸化である．このホスホリラーゼはADP，無機リン酸，カルシウムイオンなどによって活性化される．糖の分解はATP-CP系が枯渇してからではなく，ほとんど運動開始とともにそれらの活性化因子が多量に作られることにより開始されているといえる．特にADPが多く作られることが大きくこのことに関係することが近年いわれてきている．したがって数秒の運動はクレアチンリン酸のみで

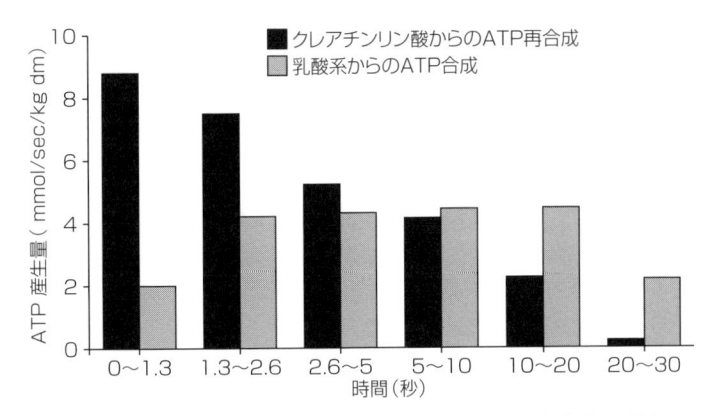

図1 運動開始時のクレアチンリン酸からのATP合成量とグリコーゲン分解からのATP合成量．1秒程度ですでにグリコーゲン分解によるATP合成は開始されている．また10秒以上でもクレアチンリン酸からのATP合成も行なわれている（文献3より引用）．

ATPの再合成がまかなわれるので乳酸が産生されない，ということはない．数秒の運動でも乳酸は作られている．ただしどれだけの割合でATP再合成の3つが働いているのかというのかという点でいえば，これまで考えられてきたように，数秒の運動ではクレアチンリン酸によるATP再合成が主流であり，数十秒では乳酸によるATP再合成によるところが重要であり，それ以上続く運動では有酸素的なATPの再合成によるところが大きいということはいえる．ここでクレアチンリン酸によるATPの再合成は，運動初期にATPを作るというだけでなく，常に働いていて全体のADP-ATP反応を調節するバッファーのような役割を果たしているとも解釈されている．したがってこれまでのような時間的な順序だてというのでなく，こうしたATPの再合成過程を理解することが必要である．

[八田　秀雄]

[文　献]
1) Brooks GA et al: Exercise Physiology, Human Bioenergetics and Its Applications (2 nd Ed). Mayfield, Mountain View, CA (1996)
2) Greenhaff PL and Timmons JA: Interaction between aerobic and anaerobic metabolism during intense muscle contraction. Exerc Sports Sci Rev 26: 1–30 (1998)
3) Hultman EL et al: Energy metabolism and fatigue during intense muscle contraction. Biochem Soc Trans 19: 347–353 (1991)

Question 38 無酸素的再合成，有酸素的再合成とは？

Answer 読んでの通り，基本的には酸素を使うATPの再合成が有酸素的再合成であり，酸素を使わないのが無酸素的再合成となる．ただしこの表現には非常に誤解を招きやすい側面がある．すなわち，酸素を使わない無酸素的なATPの再合成が行なわれているのだから，その組織は無酸素状態にあり，酸素がないというように解釈されることである．しかしこれは正しくない．酸素を使わないでもATPは再合成されるが，だからといってそれは酸素がないからでは必ずしもない．酸素があってもなくても，酸素を使わない乳酸の産生による無酸素的なATPの再合成が起こるのである．

　前項も参照いただきたいが，乳酸ができるにはまず筋グリコーゲンがホスホリラーゼによってリン酸化され，その後解糖系の反応をたどってピルビン酸となる．この過程は細胞質でのことである．そしてそのピルビン酸が完全に酸化されるにはミトコンドリアに入る必要がある．一方ピルビン酸を乳酸にする乳酸脱水素酵素は細胞質に多量にあり，ミトコンドリアに入って酸化される前に乳酸への反応が完了する．したがってグリコーゲンを中心とする糖が分解されれば，一部は必ず乳酸となるという考え方ができる．また糖の分解に関する律速段階の1つであるホスホリラーゼは，ADP，無機リン酸，カルシウム，カテコールアミンなどによって活性化される．そしてこのグリコーゲン分解の律速段階であるホスホリラーゼなどの活性化は，酸化できる糖の量に見合って調節されているとはいえない．むしろミトコンドリアが処理できる量とはあまり関係なく調節され，特に運動の開始時や運動強度が急に変わった時などは，ADPを中心に糖の分解活性化因子が多く作られ，結果として「過剰」に糖を分解していると解釈した方が実体に合っていると思われる場面が多い．こう考えれば，運動開始時などには乳酸が過剰に作られることが理解できる．

　このように乳酸ができるということは，酸素を使わない過程であるので無酸素的とも表現できるが，実体として酸素がないというのではなく，糖がミトコンドリアの酸化可能量以上に多く分解されるということで捉えることができる．このことを糖の過剰な分解による相対的な酸素不足による乳酸の産生であるという表現は可能である．しかし例えば乳酸は，乳酸性

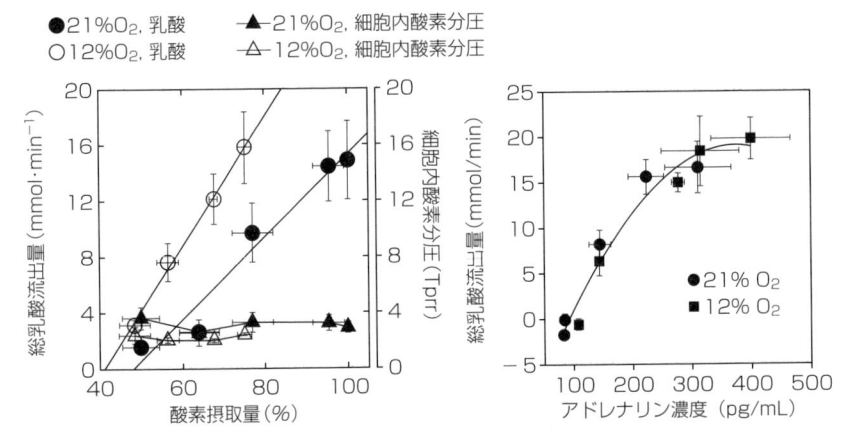

● 21%O$_2$, 乳酸　　▲ 21%O$_2$, 細胞内酸素分圧
○ 12%O$_2$, 乳酸　　△ 12%O$_2$, 細胞内酸素分圧

図1 21％酸素または12％酸素を吸わせた条件で，細胞内のPO$_2$は運動強度で変化なく（白三角と黒三角），作業筋から乳酸が出てくる量は異なる（白丸と黒丸）ことから，乳酸の生産は細胞内酸素分圧によらないのではないか，としている（左図）．さらにアドレナリンに対する乳酸流出量の変化では両条件で同様であり，細胞内酸素分圧よりカテコールアミンの影響が乳酸の代謝に大きく関与するのではないかと考察している（右図）（文献3より引用）．

作業閾値（LT）のような，最大酸素摂取量の6割程度の低い運動強度から多く産生されるようになる．このような低い強度であるから，実際には酸素摂取の水準をまだかなり高めることができる運動強度であるのに，多く乳酸が作られている．このこともカテコールアミンの分泌が高まることから，糖の分解が高まり乳酸の産生が高まるというように，糖の分解からも説明できる．このように考えると，酸素不足による乳酸の産生という説明には実体に合わない点がある．乳酸ができるということを糖の分解とリン酸化で説明し，糖が分解されればその一部は必ず乳酸となるという捉え方の方が，実体に近いことが多い．したがって有酸素的代謝と無酸素的代謝という表現は，誤解を招きやすい側面がある．　　　　　［八田　秀雄］

［文　献］
1) Greenhaff PL and Timmons JA: Interaction between aerobic and anaerobic metabolism during intense muscle contraction. Exerc Sports Sci Rev 26: 1-30 (1998)
2) 八田秀雄：乳酸．ブックハウスHD（1997）
3) Richardson RS et al: Lactate efflux from exercising human skeletal muscle: role of intracellular PO2. J Appl Physiol 85: 627-634 (1998)

Question 39 乳酸はどこへ行く？

Answer 乳酸の代謝のされ方として古くから挙げられているのが，筋で作られた乳酸が運動後に肝臓に運ばれて糖に戻されるというコリ回路の考え方である．こうした乳酸の代謝のされ方があること自体は事実である．しかし乳酸の代謝のされ方について研究が進んでくると，こうした代謝のされ方は運動時や運動後には必ずしも最も重要ではないことがわかってきた．乳酸の代謝のされ方は，多量に乳酸の作られる運動中や運動後と，安静状態とでは異なっているのである．運動中は肝臓への血流は減少し，肝での糖新生は低下する．乳酸は老廃物であり運動中は溜まるだけとするならば，そこで運動後に肝臓に乳酸が戻され，糖となると説明される．しかし実際には運動中や運動後に乳酸は主として酸化されている．特に心筋や骨格筋のうちいわゆるslowタイプの筋線維では，乳酸はピルビン酸に戻されミトコンドリアに入り酸化されており，乳酸は作られたら貯まるだけの老廃物ではなく，酸化基質として「使える」のである．

　糖を乳酸とすることは，糖の還元力を完全には使っておらず，エネルギー的に非効率である．さらに乳酸を糖を戻すには余計にATPを消費する．つまり乳酸を糖に戻すよりもピルビン酸から完全に酸化することは効率的なことなのである．また乳酸をピルビン酸にするH型の乳酸脱水素酵素は，心筋やslowタイプの骨格筋線維に多く，さらにミトコンドリアに接して存在することも示唆されており，こうした組織では乳酸がピルビン酸を経て酸化されやすい．さらに近年乳酸の細胞膜の通過には輸送担体が関与することが知られてきており，乳酸やピルビン酸の輸送担体MCT1 (Monocarboxylate Transporter 1) は，同様にこうした心筋などの組織に多く，乳酸の取り込みに関与する．このように，心筋やslowタイプの筋線維などでは，乳酸を取り込む乳酸輸送担体MCT1，乳酸をピルビン酸にする乳酸脱水素酵素,乳酸を酸化するミトコンドリアが多いことから，乳酸を酸化して使うのに適している．運動により多量に乳酸が作られれば，こうして多く乳酸が酸化されて使われる．特に心筋では血中乳酸濃度が高くなると必要なエネルギーの多くを乳酸の酸化で得ている．ここで乳酸からの糖新生についても肝臓だけでなく，骨格筋でも乳酸を糖に戻す能力が

V. 筋収縮のエネルギー

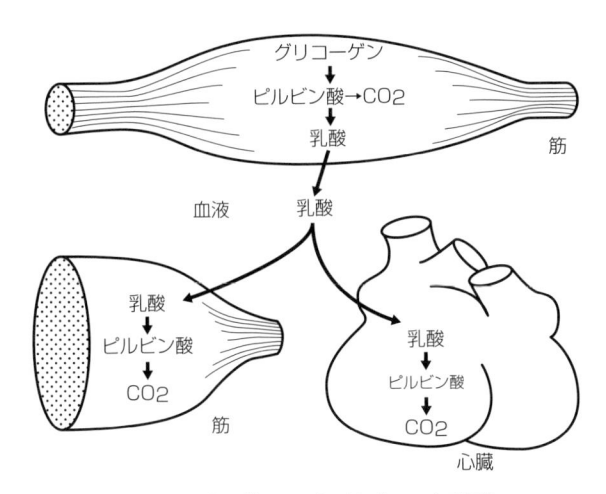

図1 乳酸の使われ方（文献3より引用）

ある程度はあることも報告されているが，酸化される量に比較すれば，骨格筋でグリコーゲンに戻される量は少ない．

　前項の乳酸がなぜ作られるという点に関係させて考えると，乳酸は特に心筋やslowタイプの骨格筋での酸化のエネルギー源にもなっている．これら乳酸を「使う」組織に対して，fastタイプの筋は筋グリコーゲンから乳酸を「作る」組織である．筋グリコーゲンは一般にグルコースとしては放出されないのであるから，筋グリコーゲンを乳酸の形でfastタイプの骨格筋から放出し，その乳酸を心筋などが使うというように，乳酸の産生を心筋などへの酸化基質の供給という捉え方も可能である．こうして考えれば，fastタイプの骨格筋で筋グリコーゲンから乳酸を「作り」，その乳酸をslowタイプの骨格筋や心筋で「使う」という，糖のエネルギー配分が行なわれていることになる．このように乳酸ができるということを，無酸素的なエネルギー供給として考えないで，利用できる酸化基質の供給として捉えることもできるのである．　　　　　　　　　　　　　　　［八田　秀雄］

[文　献]
1) Brooks GA et al: Exercise physiology (2 nd Ed). Human bioenegetics and its applications, Mayfield, California (1996)
2) Gleeson TT: Post-exercise lactate metabolism. A comparative review of sites, pathways, and regulation. Annu Rev Physiol 58: 565-581 (1996)
3) 八田秀雄：乳酸．ブックハウスHD（1997）

Question 40 筋が使うエネルギー源とは？

Answer 身体運動中に骨格筋が力学的仕事を行なうとATP（アデノシン三リン酸）が消費される．骨格筋のATP濃度は湿重量1kg当たり4から5ミリモルと少ないので，ATPの消費にあわせてエネルギー供給機構性によりATPが再合成される必要がある．生体には大きく分けると有酸素性および無酸素性の2つのエネルギー供給機構がある．無酸素性エネルギー供給機構では，さらに2つに分類され，そのうち，非乳酸性エネルギー供給機構と呼ばれる代謝系は，筋内にATPの5倍程度ある高エネルギーリン酸（クレアチンリン酸（CrP））がクレアチンと無機リン酸に分解される際に1対1の割合でATPが産生される．この系は咄嗟の動作や瞬間的な動作のようなハイパワーの運動のエネルギー源となる．次に，乳酸性エネルギー供給機構と呼ばれるもうひとつの系では，筋グリコーゲンを解糖系酵素により多量の乳酸を生成しながらATPが同時に産生される．この系は10秒以上10分程度で疲労困憊に至るミドルパワーの運動に必要なATPの再合成に貢献する．一方，より強度が低いローパワーの運動では有酸素性エネルギー供給機構では，血液により運ばれてくる酸素と，筋肉中の基質（グリコーゲン，中性脂肪）および血液により得られる基質（血糖（ブドウ糖），遊離脂肪酸）を酸化し，二酸化炭素と水に分解する過程でATPが合成される．このような運動の場合，強度が高ければ高いほど糖質（筋グリコーゲンや血糖）が消費され，逆に強度が低いほど脂質が消費される．最大酸素摂取量の50％から70％程度の強度で血中の乳酸値が一時的に増加する（乳酸性作業閾値）．これは，菌類で起こるような現象，すなわち菌内が酸素不足の状態になりパスツール効果により乳酸産生が増加するのではく，運動強度の増加による筋内の代謝系の変化に起因するグリコーゲン分解速度とピルビン酸のTCA回路における一時的なアンバランスにより血中の乳酸濃度が増加すると考えられている．また，運動時間が長くなれば長くなるほど脂質の消費の割合が増加する．低強度・長時間運動中の筋肉のエネルギー源と血液により運搬されてくるエネルギー源の消費量をみると，筋中のグリコーゲン濃度が高い運動初期には，筋中のグリコーゲンが消費されるが，運動時間が長くなり，筋グリコーゲン濃度が低下す

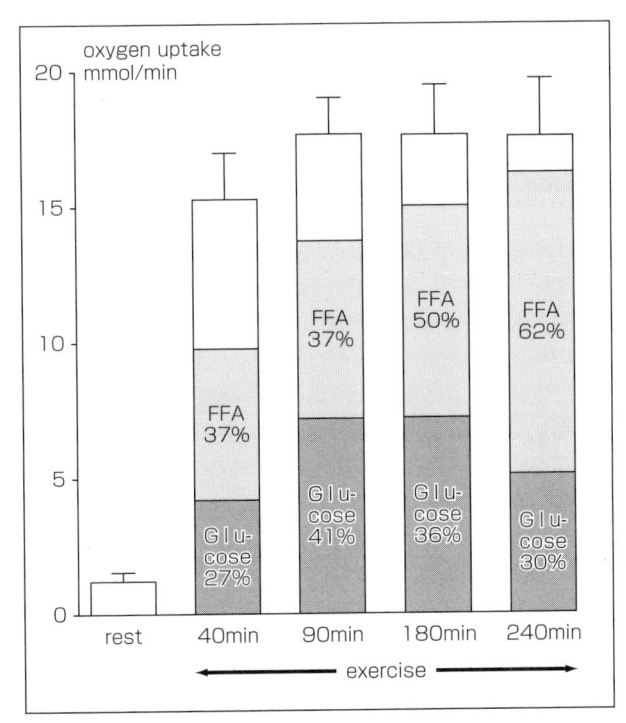

図1 最大酸素摂取量の30％の強度の運動時の活動筋の基質消費量
（文献1より引用）

ると血液からのブドウ糖の取りこみが増加する．アミノ酸特にアラニンのような分岐鎖アミノ酸はグルコース・アラニンサイクルにより糖新生の基質になり身体運動中に消費されるが，その量は著しく少ない．

[田畑　泉]

[文　献]
1) Ahlborg G et al: Subsrate turnover during prolonged exercise in man. Splanchnic and leg metabolism of glucose, fatty acids, and amono acids. J Clin Invest 53: 1080-1090 (1974)
2) Coggan AR and Coyle EF: Carbohydrate ingestion during prolonged exercise: Effects on metabolism and performance. Exerc Sports Sci Rev 19: 1-40 (1991)
3) Holloszy JO and Coyle EF: Adaptation of skeletal muscle to endurance training and their metabolic consequences. J Appl Physiol 56: 831-838 (1984)

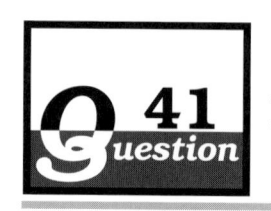

Question 41 筋細胞外からとりこむには？

Answer 筋細胞は，大腿筋などでは長さが数10cmにも達する細長い細胞である．細胞膜の随所に陥没があり，細胞内部に横行小管（T-tuble）を形成する．小管の内側は細胞外である．筋肉細胞の大部分は筋原線維の束であり，そのすき間に，ミトコンドリアやグリコーゲンが入り込んでおり，細胞質が少ない特殊な形態をしている．筋収縮エネルギーは細胞外から取り込んだ糖や脂肪酸と筋原線維のすき間にあるグリコーゲンを基質にして，同じく筋原線維のすき間に位置するミトコンドリアや細胞質で生産される．ミトコンドリアで合成されたATPはサイトゾールのADPとアデニンヌクレオチド輸送系によって交換され，筋収縮に使われる．

筋細胞膜を通過する物質の輸送は，単純拡散，促進拡散，能動輸送に大別される．筋細胞膜を拡散する速度は，電荷を持たない脂質では速やかであるが，糖やアミノ酸などはきわめてゆっくりである．単純拡散の速度はFickの拡散の第一法則に従い，$J = -D(\delta c/\delta x)$
（J；一定時間に動いた正味の物質量，D＝拡散係数，$\delta c/\delta x$＝物質の化学的濃度勾配）
で表わされる．脂質のDは大きく，糖やアミノ酸では小さい．また，筋肉細胞内に比べて血中濃度が高いと濃度勾配$\delta c/\delta x$は大きくなる．

輸送担体を介する輸送では，エネルギーを使わない促進拡散の場合，脂質二重層を挟む基質の平衡を担体分子が促進する．担体は化学平衡の進行を進めるが最終的な平衡には影響を与えない．能動輸送は，溶質の濃度勾配に逆らって担体とエネルギーを使って物質を輸送する．Na^+によるアミノ酸や糖質の輸送では，ATPはNa^+の濃度勾配を作るためのポンプのエネルギーとして使われる．ATP分子が直接溶質の輸送に関わるわけではない．Na^+の濃度勾配は細胞外から細胞内への滝のような流れを作り，これに溶質を浮かべて流すという比喩が理解しやすい．

細胞外の糖は，おもに，細胞膜に存在するグルコース輸送担体4型（GLUT4）を介して吸収される．ATPのエネルギーは使われない．GLUT4は，細胞内の特定の小胞膜上に存在し，インスリン刺激や筋肉収縮によって細胞膜上に移行（トランスロケーション）する（図1）．両者

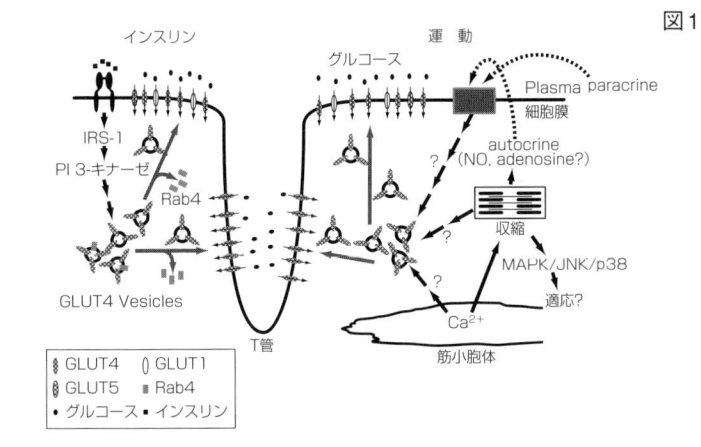

図1 グルコース輸送担体（Glut4）の，インスリン刺激および筋肉収縮によるトランスロケーション（文献2より引用）

　の細胞内シグナル伝達機構は未解明の部分が多い．運動中および運動直後は筋収縮が，安静時はインスリンが糖吸収を促進すると考えられる．筋細胞内に取り込まれたグルコースは，速やかに利用されるため，GLUT4による糖の輸送段階は，筋細胞が糖を利用する律速となっている．
　脂肪の取り込みについては，明らかではない点が多い．脂肪酸の膜内拡散係数は大きいため単純拡散で取り込まれると考えられている．この場合，筋肉への脂肪酸の供給の律速は体脂肪や筋内脂肪からの脂肪酸の遊離の段階になる．最近，FATやFAT-Pなどの膜結合性の脂肪酸輸送担体も脂肪酸の取り込みに関与しているという意見もあり，今後の検討が待たれる．
　アミノ酸の吸収機構はナトリウムに依存した能動輸送と，アミノ酸輸送担体のみによる促進拡散の両方が並立すると考えられているが，個々のアミノ酸ごとの詳細な研究は少ない．筋肉は，タンパク質の貯蔵庫でもある．特にアミノ酸に関しては，からだ全体の遊離アミノ酸プールの約50％を占めており，筋肉と内臓各組織の間に，放出・吸収に関して一定の調和が保たれている．骨格筋細胞は分岐鎖アミノ酸を優先的に取り込む．食物摂取後の最初の1時間で筋肉に取り込まれるアミノ酸の少なくとも50％は分岐鎖アミノ酸である．筋肉組織から放出される全アミノ酸の50％はアラニンとグルタミンである．　　　　　　　　　　　　　　　　［伏木　亨］

[文献]
1) トーマス・M・デヴリン編，上代淑人訳：デヴリン生化学．臨床との関係（上），ワイリージャパン(1983)
2) Hayashi T et al: Exercise regulation of glucose transport in skeletal muscle. Am J Physiol 273: E1039-E1051 (1997)

Question 42 グリコーゲンローディングとは？

Answer グリコーゲンとは，骨格筋細胞および肝細胞に存在する貯蔵糖で，D-グルコース（ブドウ糖）がα（1→4），（1→6）結合したものであり，平均8～10グルコース残基あたり1つの分枝をもつ他分枝網状構造をもち，細胞内では顆粒として存在する．

ヒトの骨格筋のグリコーゲン濃度は，湿重量1kg当り88mmol（15.8g）である．自転車運動に使用される筋量が15kgとすると約237gのグリコーゲンが自転車エルゴメータ運動のためのエネルギー源になりうる．10分以内で疲労困憊に達するような超最大強度の運動ではグリコーゲンが枯渇することはなく，グリコーゲンの枯渇がこのような運動の制限因子とはならないので，グリコーゲンローディングは必要ない．一方，グリコーゲンを徐々に酸化して二酸化炭素と水まで分解する，最大酸素摂取量の70％から50％程度の強度の運動ではグリコーゲンが徐々に減少する．血液中からの筋細胞への糖の取り込み速度や脂質の取り込み・酸化速度には限界があるので，筋中のグリコーゲンの枯渇が疲労困憊の大きな要因になる．したがって，長距離競技の場合，レース中に筋グリコーゲンが枯渇しないように試合前に筋のグリコーゲン量を十分高くする手順，すなわち，グリコーゲンローディングを多くの競技選手が行なっている．グリコーゲンローディングは，従来，レース6日前に低強度の長時間運動を行ない，筋のグリコーゲンを枯渇させておいてから3日間，高脂肪，低炭水化物食，それからレース前まで高炭水化物食を摂取させていた．最初に長時間運動をさせ，その後，低炭水化物食を摂るのは，筋のグリコーゲン濃度に反比例して上昇するグリコーゲン合成酵素の活性を筋のグリコーゲン濃度を最低にすることにより最高度に高め，高炭水化物食によるグリコーゲン合成速度を最大限に高めるという目的であった（supercompensation）．実際，筋のグリコーゲン濃度は図1の▲－□のようになる．6日目の筋中グリコーゲン濃度は正常値のほぼ2倍に達した．ところが最初の3日間の高脂肪食が下痢などの症状を引き起こすことがしばしばあった．Shermanらは最初の3日間に平常食と同じ混合食を摂取させレース3日前のみ炭水化物食を摂取させたところ，筋のグリコーゲン濃度は○－●のに示すように

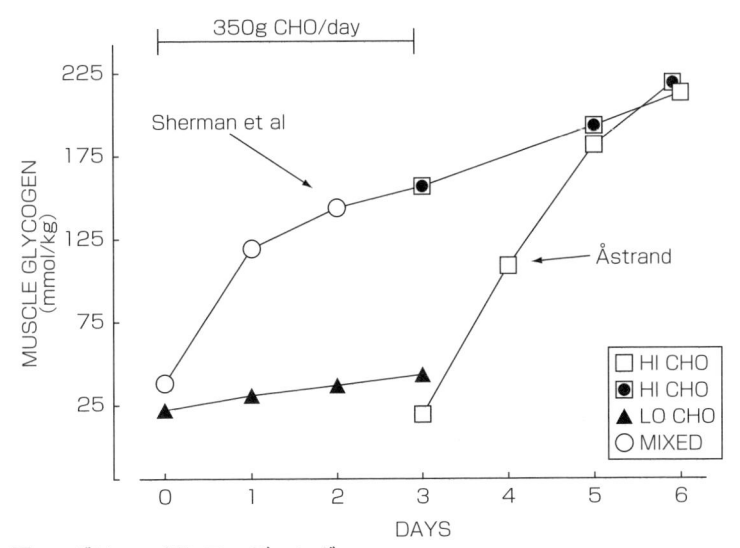

図1 グリコーゲンローディング
異なったグリコーゲンローディング法による筋グリコーゲン濃度
（文献1より引用）

なり，ほぼ同じ程度のグリコーゲン濃度となった．ゆえにグリコーゲンローディングで高脂肪食は必ずしも，必須ではない． ［田畑　泉］

[文献]
1) Costill DL: carbohydrate for exercise. Dietary demands for optimal performance. Int J Sports Med 9: 1-18 (1988)
2) Sherman W: Effect of exercise-induced diet manipulation on muscle glycogen ant its subsequent utilization during performance. Int J Sport Med 2: 114-118 (1981)

Question 43 酸素がなぜ必要か？

Answer 最も古い光合成生物である藍藻が30億年以上前に酸素（oxygen）を大気に供給しはじめた頃，大気中の酸素濃度は，現在の約10^{-4}と推定されている．すなわち，藍藻が出現する以前に存在していた生物は，酸素を利用できない嫌気性菌であった．しかし，その嫌気性菌でさえ，すでに酸素障害を防ぐ重要な酵素であるスーパーオキシドジスムターゼ（SOD）[1]を有していた．その後，カンブリア紀（5～6億年前）には大気酸素濃度が10^{-2}に上昇し，生物は爆発的な発展を遂げた．10^{-1}となったシルル紀（約4億年前）にオゾン層が完成して生物が上陸し，陸上植物も大気に酸素を供給して現在に至っている．この間，生物は，酸素を電子受容体とする好気呼吸，酸化酵素，酸素添加酵素による酸素の利用能を獲得したが，これは酸素障害を防ぐ機能を持った生物のみに可能であった．

酸素の生体内での最大の役割は，エネルギー産生である．解糖，脂肪酸酸化，クエン酸回路などで生じたNADHとFADH$_2$の電子が，ミトコンドリアの呼吸鎖（電子伝達系）で酸素に移るときにATPが産生する．この過程を酸化的リン酸化と呼び，呼吸（酸素の摂取）の意義もこの反応の維持にある．例えば，1モルのグルコースを無気的に解糖反応で分解すると2モルのATPが生じるのみだが，好気的過程では38モルと19倍も効率

表1 ヒトの最大筋運動時の嫌気的および好気的過程のエネルギー産生率（文献2より引用）

運動時間	エネルギー産生量（kcal）			寄与率（%）	
	嫌気的	好気的	総量	嫌気的	好気的
10秒	20	4	24	83	17
1分	30	20	50	60	40
2分	30	45	75	40	60
5分	30	120	150	20	80
10分	25	245	270	9	91
30分	20	675	695	3	97
60分	15	1,200	1,215	1	99

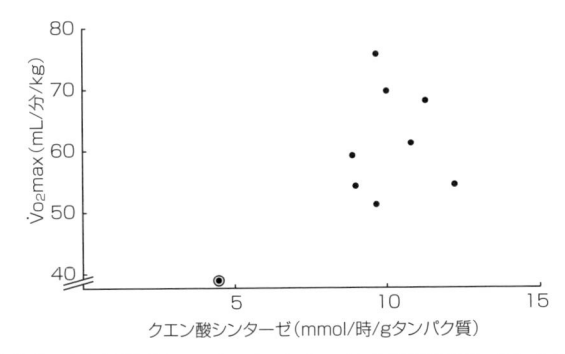

図1 腓腹筋（中長距離ランナー）あるいは大腿四頭筋（サイクリスト）中のクエン酸シンターゼ活性と最大酸素摂取量（$\dot{V}O_2max$）との関連性（文献3より引用改変）
鍛錬者（●），非鍛錬者（◉）（それぞれn = 8）

がよい（Q37を参照）．

表1[2]は，運動中の酸素摂取量と筋肉中ATP，乳酸，クレアチンリン酸（CP）の変動（嫌気的過程）を測定して，運動時の嫌気的および好気的過程のエネルギー産生の寄与率を求めたものである．つまり，最大運動開始のごく初期では大半のエネルギーを嫌気的過程に依存しているが，マラソンではほぼ100％を好気的過程から得ている．

トレーニングを行なうと，運動時の骨格筋への酸素運搬能が高まるばかりではなく，上記の好気的ATP産生能も増大する．運動生化学研究のエポックメーキング的な役割を果たしたHolloszyによるラットの運動トレーニング実験では，骨格筋中シトクロムcオキシダーゼとコハク酸オキシダーゼ活性の上昇が認められている（J Biol Chem 242：2278-2282 (1967)）．ヒトでも同様の傾向が確認されている（図1）[3]．

［大野　秀樹・木崎　節子］

[文　献]
1) 大野秀樹ら編：身体運動・栄養・健康の生命科学Q＆A活性酸素と運動，杏林書院，東京（1998）
2) Gollnick PD: Biochemical adaptations to exercise: anaerobic metabolism. Exercise and Sport Sciences Review. Vol 1 (Wilmore JH ed) pp1-43, Academic Press, New York and London (1973)
3) Holloszy JO and Coyle EF: Adaptations of skeletal muscle to endurance exercise and their metabolic consequences. J Appl Physiol 56: 831-838 (1984)

Question 44 ミトコンドリアとは？

Answer エアロビクス運動は細胞内小器官であるミトコンドリアによる酸素呼吸に全面的に依存する．血流中の赤血球により筋細胞近傍に運搬された酸素は，拡散により筋細胞内ミトコンドリアでH^+を受容し，H_2Oを生成するのと共役してATPを再合成する（図1A，D）．地球上の生命は酸素濃度の上昇により大きく進化した．ミトコンドリアは，細胞の核DNAと暗号の異なるコドンを利用する独自のDNAをもつことから，生命のシステムができた頃，別途進化したと考えられている（共生説）．現存のミトコンドリアは自身のゲノムの大部分を失い，ミトコンドリアタンパク質の遺伝情報のほとんどは核のゲノムにコードされている．ミトコンドリアは直径0.5〜1.0μmの細長い運動性のある柔軟な細菌に似た構造体である．ミトコンドリアどうしで融合したり分裂したりもする．培養細胞では微小管と局在を一致させていることが多い．骨格筋では筋原線維束を取り巻くコアミトコンドリアと細胞膜周辺部に局在する像が観察されている．ミトコンドリア内部は高度に特殊化した2種類の膜に隔てられ，内側のマトリックス空間とよりせまい膜間部分に分かれる．外膜はポーリンという輸送タンパク質が多く5kDaまでの小分子を通過させるが，内膜はカルジオリピン[*86]が多く非透化性である．

ミトコンドリアは，酸素を利用した"エネルギー変換器官"である（図1D）．細胞外から取り込んだエネルギー供与体（炭化水素；炭素－水素結合のエネルギー）である糖や脂質は分解され，ともにアセチルCoAとしてミトコンドリア内のクエン酸回路に入り一巡する間に放出されたプロトンはNAD^+[*87]に受け渡されNADHとなる．この電子運搬体の電子のもつエネルギー（e^-）は運ばれ，膜に結合したプロトンポンプ[*88]（H^+ポンプ）を駆動する．この時電子はプロトンとして膜間に汲み出されるが，NAD，クエン酸は再利用される．両者はリサイクルを繰り返す．プロトンは片側（マトリックス側）から一方向性に輸送されるので，2つの膜の間に電気化学的プロトン勾配が生じる（これ自体がエネルギー貯蔵形態となっている）．電子を移動させるのは主に水溶性の小分子NAD^+で，2個の電子を取り入れてNADHとなり，ミトコンドリア膜の電子伝達体の先頭に電子

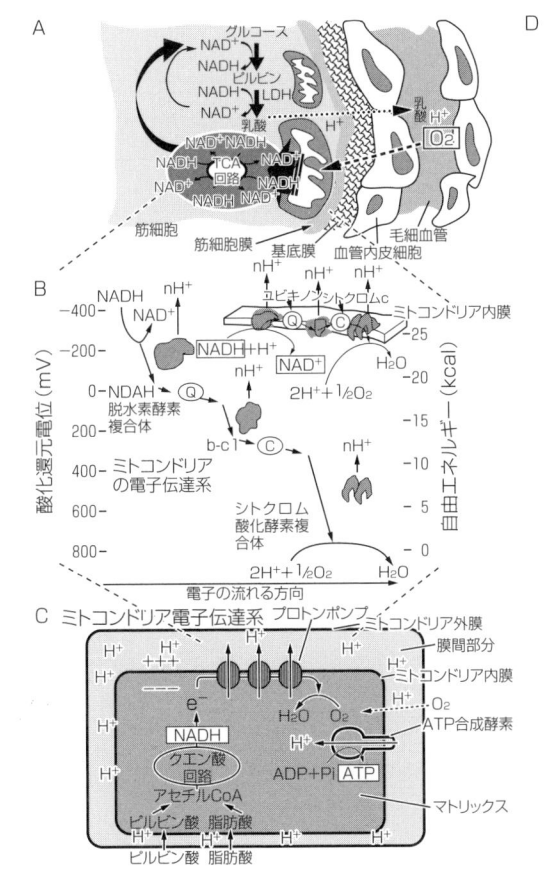

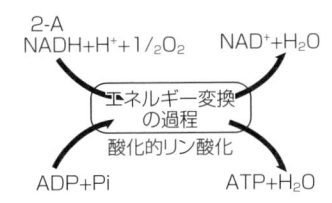

図1 酸素を利用したミトコンドリアによるエネルギー変換機構
（文献1,2より引用改変）

を渡す（図1B）．電子は3つのプロトンポンプ（呼吸酵素複合体）に順次渡され，3つ目のポンプが電子を酸素へと渡す反応を触媒する．このように，膜上で電子を順序立てて運搬する一連のタンパク質や小分子を総称して，電子伝達系という．膜内に埋め込まれたタンパク質によりプロトンが低い勾配へ移動するのに伴うエネルギーを使って内膜のATP合成酵素はADPとPiからATPを合成する（図1C）．これは酸素という酸化還元電位の高い分子を水素の受取手として利用するシステムである（図1D）．

ミトコンドリアは細胞質遺伝つまり母性遺伝により子孫に伝えられる．ミトコンドリアの変異が加齢に伴うがんや糖尿病などの成人病の原因となっている可能性も指摘されている．また細胞死の調節に関与している．ミトコンドリアはまたCa^{2+}の貯蔵庫とも機能している． [跡見 順子]

[文献]
1) Alberts B et al：中村桂子他監訳，細胞の分子生物学 第3版．教育社，653-720（1995）
2) トランスナショナルカレッジオブレックス編：DNAの昌検．ヒッポファミリークラブ，Ⅱ-2-Ⅱ-16 (1998)

VI. 筋線維組成

Question 45 ミオシンのアイソフォームとは？

Answer 現在ミオシンには13種類以上もの分子種が発見され，微小管モーターとともにモータータンパク質一大ファミリーをつくっている．ミオシンはアクチンモーターで，よく研究されているのがミオシンI（非筋型ミオシン）とIIで，骨格筋のミオシンはミオシンII[*89]（細胞質cytoplasmic，平滑筋タイプsmooth，サルコメアタイプsarcomeric）の仲間である．モーターアッセイで計測した運動速度は，横紋筋ミオシンが5〜10μm/sと最も早い．横紋を形成するサルコメアミオシン分子はそのサブタイプが現在10種は報告されている．

脊椎動物横紋筋ミオシンは，分子量225 kdaの重鎖2本と16〜26 kDaの2組の軽鎖2本（アルカリ軽鎖と調節軽鎖）の計6個のサブユニットで構成されている．重鎖はC末側のヘリックス構造で重合して双極の構造を形成し，サルコメアの太い線維を造る（図1A）．調節軽鎖/DTNB軽鎖（Mr≒18,000 [LCf2]）はEDTAまたはDTNB（SH試薬）処理で可逆的に解離するが，必須軽鎖（アルカリ軽鎖=A1，SDS-PAGEではMr≒25,000（アミノ酸配列では21,000）[LCf1]とA2，Mr≒16,000 [LCf3]）はアルカリ等で変性させないと解離しない（図1B）．一般的な命名法は速筋タイプをLCf1〜3，遅筋タイプをLCs1〜2と呼ぶ（図1C）．重鎖は，アクチンとクロスブリッジを形成する頭部（つまりATP加水分解酵素活性部位およびアクチン結合部位）とαヘリックスからなるロッド状のアーム，およびそのつなぎ目の蝶番部位（首）からなる．3つあるATP結合サイトのうち，真ん中の結合サイトのアミノ酸配列（GESGAGKT；177-184aa，セリン179，グルタミン酸185が活性部位）はきわめて良く保存されている．ATP・アクチン両結合部位隣C末側のループドメインは，超可変領域（hv1 & 2, hyper variable region）でミオシンアイソフォームにより差異が大きくATPase活性の差異の原因となっている（図1D）．両群とも軽鎖結合部位は頭部のC末端に必須軽鎖，調節軽鎖が隣り合って結合する．ミオシン重鎖は各対応する遺伝子がある（遺伝子重複により進化したと考えられている）．軽鎖はスプライシングにより生成する．

一方，筋の横断切片での筋原線維ATPase活性は染色法[*90]（速筋線維

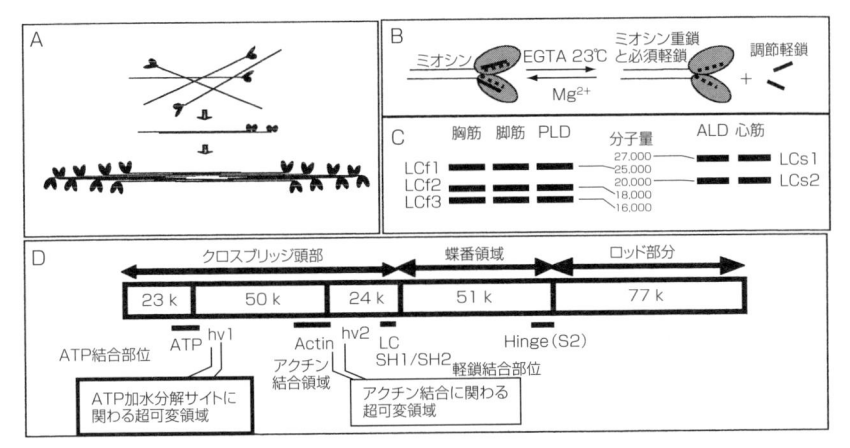

図1 ミオシン重鎖・軽鎖とミオシン重鎖タンパク質の機能解剖

表1 組織染色法により決定された筋線維タイプとミオシン重鎖の相関関係（文献2より引用）

分類	pH4.3	pH4.6	pH10.4	代謝特性
I	+++	+++	0	高ox，または中等度解糖
IIa	0	0	+++	中等度に高いox
IIb	0	+	+++	低，中等度のox（高解糖）
IId	0	++	+++	中等度に高いox
IIm	+++	++	+	データなし

ox：酸化的能力

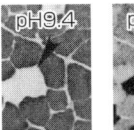

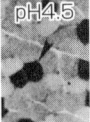

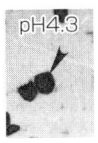

図2 組織学的筋線維タイプの分類

のATPase活性はアルカリ側で安定で酸性で不安定，遅筋線維ではその逆）により分類が可能である．筋線維タイプは，Type I，Type IIに分類され，後者はさらに，Type IIa，Type IIxとType IIbに分けられる．通常，筋細胞は単一ミオシンを合成し同一アイソフォームからなる筋原線維を構成しているが，発生や成長時，筋の肥大や萎縮時あるいは神経切断など筋活動の変化や神経からの刺激が消失したとき等の環境刺激が変化するときには，同時に数種のミオシンの発現が増大する．

［跡見　順子］

[文献]
1) Kreis T and Vale R : Guidebook to the Cytoskeletal and Mortor Proteins 2nd. A Samebook and Tooze Publication at Oxford University Press, 421-465 (1999)
2) Engel AG and Franzini-Armstrong C : Myology 2nd. McGraw-Hill, 119-133 (1994)

Question 46 ミオシン以外の筋タンパク質のアイソフォームは？

Answer 骨格筋，心筋を構成するタンパク質（アクチン，トロポミオシン，トロポニン等，それぞれactin, tropomyosin, troponin等）には生化学的，免疫学的な性質の異なるアイソフォーム（isoform）が存在する．すなわち1つの筋タンパク質についてアミノ酸配列の少し異なる複数の分子が存在し，それらをアイソフォームと呼ぶ．各筋組織の収縮機能に適応したアイソフォーム分子が筋細胞に発現するのではないかと考えられている．アクチンの場合はタンパク質の等電点の差からα，βとγに分類される．α-アクチンは筋（心筋，骨格筋，平滑筋）に主要なアクチンである．β-アクチンとγ-アクチンは非筋細胞および細胞骨格性のアクチンである．各筋に存在するα-アクチンのアミノ酸配列はひじょうによく似ており，アミノ酸約380残基のうち4個のアミノ酸が異なるのみである[1]．α-アクチンと非筋細胞のアクチンでは29個程度のアミノ酸が異なる．アクチンのアイソフォームのアミノ酸配列はよく似ているが，遺伝子はそれぞれ個別のものが存在し，遺伝子暗号は大きく異なっている．アクチンは収縮運動に重要なタンパク質であるため，そのアイソフォームの遺伝子は，起源の異なった遺伝子から類似した機能を持つタンパク質を合成するよう進化したユニークな遺伝子群と考えられている．アクチンのように各アイソフォームにそれぞれ独立した遺伝子が存在することをマルチジーンファミリー（multigene family）と呼ぶことがある．

横紋筋の収縮制御タンパク質トロポニンもアイソフォームの多い筋タンパク質である．トロポニンはT, I, C, 3成分により構成される複合体であるが，T, I, C成分それぞれに心筋と骨格筋（速筋と遅筋）のアイソフォームがある[1]．しかし心筋のトロポニンCと遅筋のトロポニンCはまったく同一のタンパク質である．トロポニン成分のアイソフォームにもそれぞれに対応する遺伝子が存在するが，これらのなかで注目すべきなのは速筋のトロポニンTの遺伝子である．速筋トロポニンTは，1つの遺伝子からエクソン（exon）部の選択的組継ぎ（オルタネイティブスプライシング，alternative splicing）により64個の速筋トロポニンTアイソフォームの発現が可能である．1つの遺伝子から多数のアイソフォームが発現す

表1 鳥類の筋タンパク質のアイソフォームと筋分化における発現変異

組織	アイソフォーム	胚	親
心筋	心筋α-アクチン	+	+
	骨格筋α-アクチン	+	−
	滑筋α-アクチン	+	−
	心筋トロポニンT	+	+
	心筋トロポニンI	+	+
	心筋トロポニンC	+	+
	速筋トロポニンT	−	−
	速筋トロポニンI	+	−
	速筋トロポニンC	−	−
骨格筋(速筋)	心筋α-アクチン	+	−
	骨格筋α-アクチン	+	+
	心筋トロポニンT	+	−
	心筋トロポニンI	−	−
	心筋トロポニンC	+	−
	速筋トロポニンT	+	+
	速筋トロポニンI	+	+
	速筋トロポニンC	+	+
	速筋C-タンパク質	+	+
	遅筋C-タンパク質	+	−
	α-トロポミオシン	+	++
	β-トロポミオシン	+	−

る形式はアクチンの場合と対照的である.

　一般にアイソフォームの相対的な発現量は,動物の種類,筋の種類で異なっている.また発生の段階で心筋や骨格筋に,さまざまなアイソフォームが出現することが明らかである.胚の骨格筋では骨格筋のα-アクチンとトロポニン3成分以外に心筋のα-アクチンおよび心筋のトロポニンTとCが出現する.発生に伴って,心筋のタンパク質は減少し,親では骨格筋を特長づけるタンパク質に置き換わる.発生の段階でのこのような多数のアイソフォームが出現する理由については不明である.表1に鳥類の筋タンパク質のアイソフォームとそれらの筋分化における発現の変異を示す.

[豊田　直二]

[文献] 1) Bandman E: Contractile protein isoforms in muscle development. Dev Biol 154: 273-283 (1992)

Question 47 収縮構造・機能の差異は？

Answer 哺乳類の筋は，異なる性質をもつ筋線維がモザイク状に基底膜を介して結合した複合体で，ヘモグロビンやミオグロビンの量を反映する赤筋と白筋の分類は，およそ遅筋と速筋に対応する．筋細胞の収縮特性はATPase活性によって大きく二種類に分かれる．生理的条件ではATPase活性は速筋型で高い（ここではF型という）．ATPase活性は酸性では遅筋タイプ（ここではS型という）が高く，アルカリ側ではF型が高い．分子レベルでシンクロナイズした対応が見られる．

F・S型2種類の性質は神経支配される以前から存在する（胚型のSとF）が，神経細胞との結合＝シナプスの形成後は神経活動に大きく依存する．1つの神経細胞は，いくつもの筋細胞とシナプスを形成する．同一の神経細胞とシナプスを形成した運動の（収縮の）単位を運動単位（モーターユニット）という．図1に運動単位による筋線維の収縮構造・機能等の差異を示した．S＞FR＞Fの順にZ線・M線[*91]が広く，ミトコンドリアが多い（図1A, B）．速筋では収縮が速く発揮する張力が大きい．速筋を支配する運動ニューロンは太く神経インパルスが高頻度である．速筋線維では，ジヒドロピリジン受容体は細胞膜のみならず細胞膜が陥入したT管上にも多く見られる．T管自体の発達も優れている（図1C）．発揮する張力の大きさ（単縮）はF＞I＞Sの順である．これに応じてF＞I＞Sの順に筋小胞体からのCa^{2+}の放出が速く，回収も速い（Ca^{2+}ポンプ（Ca^{2+}－ATPase）の活性が高い）．このような神経刺激に対する収縮応答は，モーターユニット単位で決定される．筋の反復刺激による張力発揮の減少も上記の順で大きい（図1F）．つまり疲労しやすい．運動単位は運動（電気刺激）後の当該筋のグリコーゲン残存量をPAS染色[*92]により筋線維ごとに識別する（図1E）．図中PAS染色されない白い3つの線維が同一運動単位に属する．FはSに比べ張力発揮により高いCa^{2+}を必要とする（図1F）．運動の強度順にS→FR→F（FF）運動単位の参加が増える（図1G）．これらの構造と機能の差異を表にまとめた（図1H）.　　　　　［跡見　順子］

VI. 筋線維組成　*113*

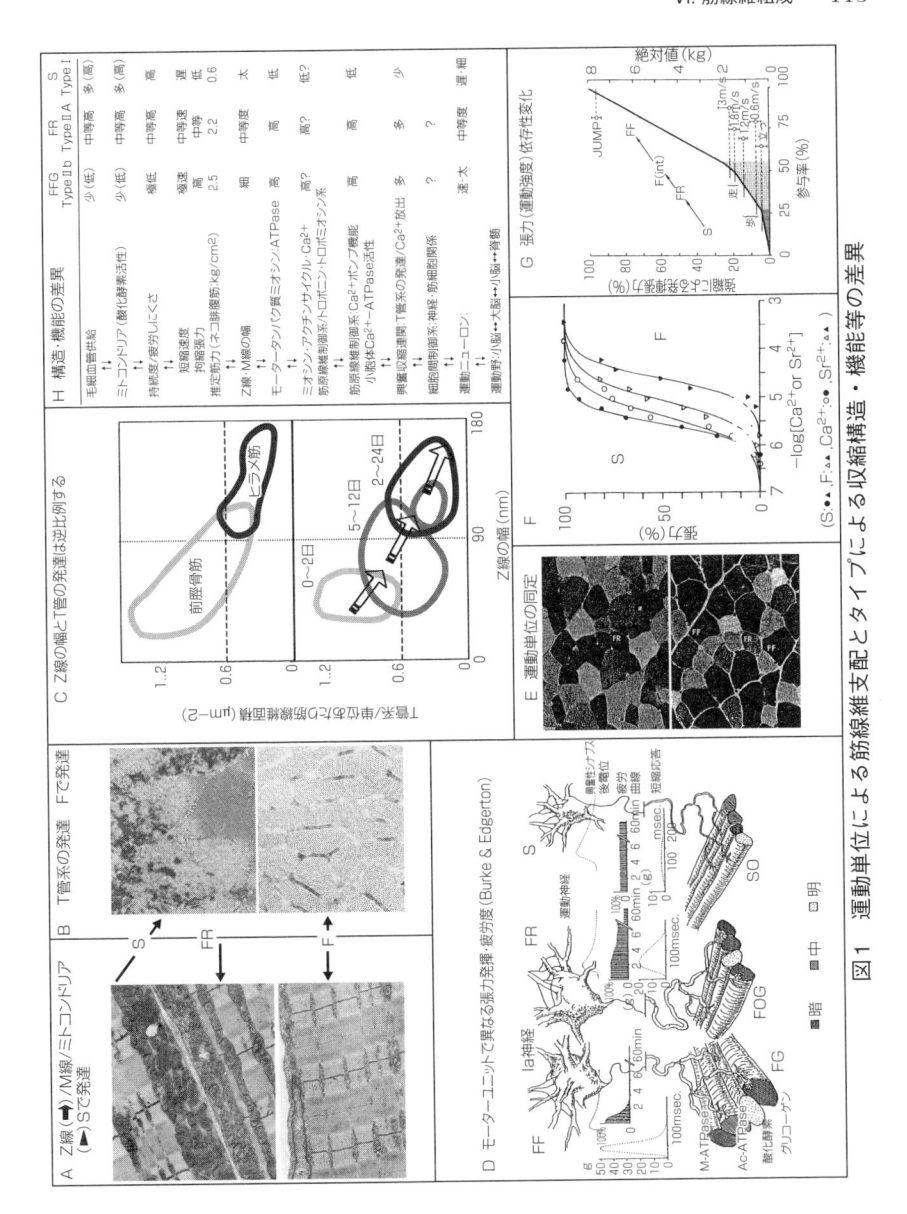

図1　運動単位による筋線維支配とタイプによる収縮構造・機能等の差異

[文　献]　1) Engel AG and Franzini-Armstrong C : Myology 2nd. McGraw-Hill, 176-199 (1994)

Question 48 エネルギー代謝に違いはあるか？

Answer I, IIa, IIb, またはIIx等の筋線維タイプは，一般的にミオシン重鎖または軽鎖の特性を分析して分類されるが，それらとエネルギー代謝とは密接な関係がある．タイプI線維はミトコンドリアに局在するコハク酸脱水素酵素活性等が高く，有酸素性代謝能が優れている．それに対し，タイプIIb線維はphosphofructokinaseやα-glycerophosphate dehydrogenaseなどの解糖系の酵素活性は高いが，ミトコンドリアエネルギー代謝は劣っている[1,2]．

図1に示されるように，走査電子顕微鏡により実際のミトコンドリアの形態を3次元的に観察すること，タイプI線維に相当する赤筋線維では，太くまた容積も大きく発達し，逆にタイプIIbに相当する白筋線維では細く容積も小さい[3]．中間筋では赤筋線維のそれと形態は似ているが，容積が小さい．また，これらミトコンドリアは骨格筋の代謝レベルにより形態

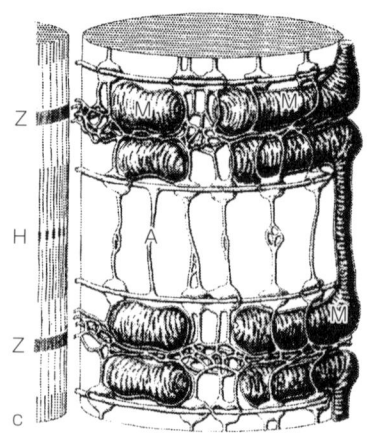

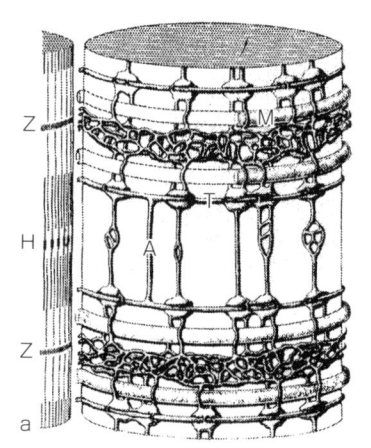

図1 筋線維によるミトコンドリアの形態．M, ミトコンドリア，A, axial tubule, H, H-band, T, T-tubule, Z, Z-line （文献3より引用改変）

表1

	タイプIIb (白筋線維)	タイプI (赤筋線維)
ミトコンドリア代謝	低い	高い
解糖系酵素活性	高い	低い
貯蔵エネルギー		
グリコーゲン	多い	少ない
トリグリセライド	少ない	多い
ミトコンドリアの容積	小さい	大きい

※タイプIIa(中間筋)はそれぞれの中間的な性質を持つ.

や大きさが変化することも知られている[4].

　貯蔵エネルギーでは,無酸素性代謝に必要なグリコーゲンはタイプII線維に多く(筋線維タイプによる差はないとう報告もある),有酸素性代謝に必要なトリグリセライドはタイプI線維に多く貯蔵されている[2].以上の結果を表1に簡単にまとめた.

　これらの筋線維と代謝特性は,運動負荷や宇宙飛行などの無重力暴露により敏感に変化する[1].一方,運動等を負荷せず,クレアチン枯渇などによりミトコンドリアの代謝レベルのみを変化させることでも筋線維タイプが変化することも知られている[4].このように,筋線維タイプと代謝特性には密接な関係があるが,筋線維タイプの変化が先に起こるのか,代謝レベルの変化が先行するのか,あるいは同時に変化していくのか,また,何がkey factorになるのか現在のところ分かっていない.

[若月　徹・大平　充宣]

[文献]

1) Edgerton VR et al: Human fiber size and enzymatic properties after 5 and 11 days of spaceflight. J Appl Physiol 78: 1733-1739 (1995)
2) Essen B et al: Metabolic characteristics of fiber types in human skeletal muscle. Acta Physiol Scand 95: 153-165 (1975)
3) Ogata T and Yamasaki Y: Ultra-high-resolution scanning electron microscopy of mitochondria and sarcoplasmic reticulum arrangement in human red, white, and intermediate muscle fibers. Anat Rec 248: 214-223 (1997)
4) Ohira Y et al: Intramitochondrial inclusions caused by depletion of creatine in rat skeletal muscles. Jpn J Physiol 38: 159-166 (1988)

Q49 トレーニングで筋線維組成は変化するか？

Answer

1. 筋線維組成とは

これまで，ヒトの骨格筋に含まれる筋線維は，組織化学的ミオシンATPase染色により，タイプI，IIA，IIBの3種類に分類されることが多かった．したがって，骨格筋の筋線維組成は，これらの筋線維タイプに属する筋線維数の総筋線維数に対する比率，すなわち％タイプI，％タイプIIA，および％タイプIIBとして表されてきた．しかし最近では，ミオシン重鎖（MHC）を電気泳動によりタイプI，IIa，IIbのアイソフォームに分画し，％MHCI，％MHCIIa，および％MHCIIbとして筋線維タイプの組成を表すことが多い．ここでは，これら2つの方法で求められた筋線維タイプに関する比率を，筋線維組成と呼ぶ．MHCアイソフォームを基準とした筋線維組成は，骨格筋に及ぼすトレーニングの影響を，より敏感に検出できる[1]．なお，ラット，マウスなどの小動物では，MHCアイソフォームとして，I，IIa，IIbに加えてIIx/dが見られる（図1）．

2. 持久性トレーニングによる筋線維組成の変化

持久性トレーニングにより，タイプIIB比率の減少とそれに伴うタイプIIA比率の増加がおこる．トレーニング量が多ければ，通常ではみられないタイプIICと分類される筋線維の比率が増加する．このような組織化学的な所見は，単一筋線維のMHCアイソフォーム分析で裏づけられた．すなわち，クロスカントリースキー競技者では，IIbのみを発現する筋線維は見られず，IIaのみ，およびIとIIaの両者を発現する筋線維比率が高いとの所見が得られた[2]．ラットを使った実験でも，持久性トレーニングで，％MHCIIbが減少し，％MHCIIx/dが増加したと報告されている．これらから，持久性トレーニングは，MHCアイソフォームの発現をI ← IIa ← (IIx/d) ← IIbの方向に変化させるといえる．このような筋線維組成変化の意義は，恐らく，筋収縮の経済性の向上にある．

3. 筋力トレーニングによる筋線維組成の変化

筋力トレーニングにより，持久性トレーニングと同じ方向に筋線維組成が変化する．すなわち，ミオシンATPase染色による分類では，タイプIIB比率は減少し，IIA比率は増加する．MHCの発現からみても，IIbのみ，

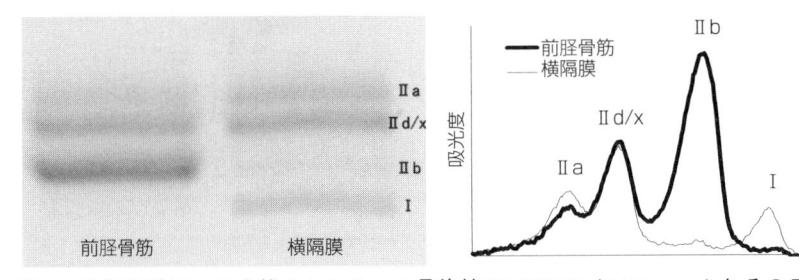

図1 電気泳動により分離されたラット骨格筋のMHCアイソフォームとそのデンシトグラム

あるいはIIbとIIaの両者を発現する筋線維の比率が減少し，IIaのみを発現する筋線維比率が増加する．その結果，％MHCIIbの減少と％MHCIIaの増加がおこる．このような筋線維組成の変化は，男女ともに起きる．また，トレーニング強度が高ければ，2週間，合計5回のトレーニングで変化が認められたとの報告が示すように，変化を生じさせるために長期間は必要でない[3]．このような所見から，筋力トレーニング初期にみられる筋力向上には，神経系機能の改善とともに，筋線維組成の変化も貢献していると推察される．

4. スプリントトレーニングによる筋線維組成の変化

スプリントトレーニングが筋線維組成に及ぼす影響についての研究者の見解は，現在のところ一致していない．すなわち，スプリントトレーニングは筋線維組成に影響しない，あるいは持久性トレーニングや筋力トレーニングと同様な変化をもたらすとの研究が比較的多い．しかし，持久性トレーニングや筋力トレーニングとは異なり，％タイプIの減少と％タイプIIAの増加をもたらすとの報告がある．さらに，スプリントトレーニングは，タイプIとIIBからIIAへ両方向性に筋線維タイプの移行をうながすことも示唆されている．

[的場　秀樹]

[文献]
1) Abernethy PJ et al: Acute and chronic response of skeletal muscle to resistance exercise. Sports Med. 17: 22-38 (1994)
2) Klitgaard H et al: Co-existence of myosin heavy chain I and IIa isoforms in human skeletal muscle fibres with endurance training. Pflugers Arch 416: 470-472 (1990)
3) Staron RS et al: Skeletal muscle adaptations during early phase of heavy-resistance training in men and women. J Appl Physiol 76: 1247-1255 (1994)

Question 50 酸素運搬システムの差異は？

Answer 活動筋の酸素消費量は血流量に比例するが，筋内の血流分布や増加量は一様でなく，運動強度や運動様式で異なる．この不均一性は骨格筋線維分布と密接に関係し，酸化代謝能力の高い赤筋線維（SO, slow-twitch oxidative）や中間筋（FOG, fast-twitch oxidative, glycolitic）が豊富な筋の最大血流量は解糖系代謝能の高い白筋線維（FG, fast-twitch glycolitic）が豊富な筋に比べて高く，血流反応にも差がみられる（図1A）．SOやFOG線維の豊富な筋の血流量は低強度から速やかに増加するが，FG線維の豊富な筋では増加量は小さい．

活動筋群の血流差は筋線維の代謝特性と直接関係するが，その原因の1つは脈管構造の差異による．筋線維当りの毛細血管数は遅筋（赤筋）線維が速筋（白筋）線維より多く，線維にまつわり付くように接し，長さと付着面が広くなる形状を示す．速筋の毛細血管形状は筋線維走行に平行した比較的単調で，長さや容積も小さい．ヒトでは筋線維当りの毛細血管数は遅筋線維（ST）で3～4本，速筋線維（FTa, b）で2～3本とされる．また，遅筋線維径は速筋線維より細く，毛細血管1本が受け持つ酸素交換領域も小さい．したがって，ミトコンドリア量と毛細血管面積の間には密接な比例関係がある（図1B）．

骨格筋血管は比較的高い緊張をもち，安静血流量は低く一部の血管は閉じて血流は停止している．したがって，運動時の筋血流増加は血管拡張があってはじめて達成される．血管拡張は筋収縮にともなうカリウムや代謝物質（乳酸，アデノシンなど）が細胞外に蓄積し毛細血管前細動脈の血管平滑筋に作用して生じる．これを代謝性血管拡張といい血流増加の最も重要な機構である．この代謝性血管拡張の反応性は遅筋が高く速筋では低い[1]．

代謝性血管拡張は交感神経活動の影響を受ける．運動で高まった交感神経活動は血管収縮を引き起こし代謝性血管拡張を制限する．この効果は遅筋線維の血管では低く，速筋では相対的に高い．これは線維タイプの選択的な交感神経支配による調節，あるいはα受容体サブタイプの分布ないし反応性の差が関係すると考えられている[1]．

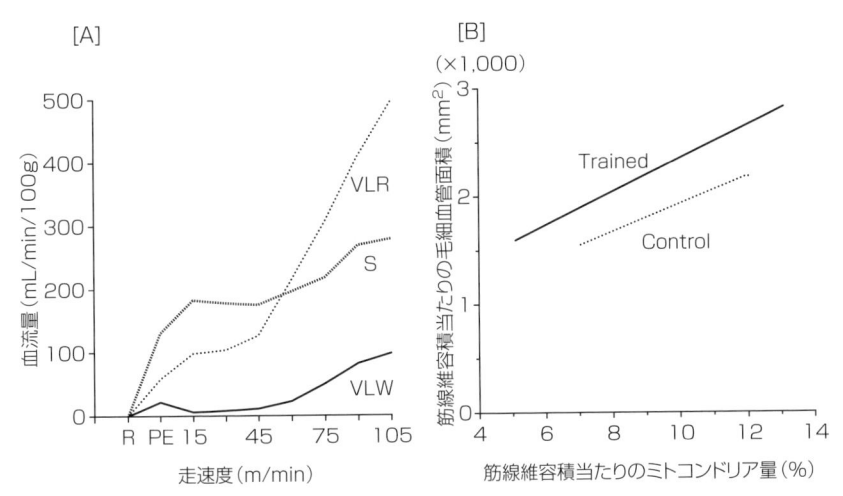

図1A　ラット外側広筋赤筋部（VLR），白筋部（VLW）およびヒラメ筋（S）群別にみた運動強度と筋血流量の関係．
　　　筋群別の線維分布比率：VLR：2％ SO，64％ FOG，34％ FG；VLW：SO，0％，1％ FOG，99％；FG：S，77％ SO，23％ FOG，0％ FG
　　　（文献2より引用改変）
図1B　筋線維容積当りのミトコンドリア量と毛細血管面積の関係．ラット低屈筋とヒラメ筋の結果．実際はトレーニング群 (Trained)，点線は対象群 (Control)．（文献3より引用改変）

　持久性トレーニングは毛細血管新生を伴うが，この変化は酸化酵素活性の高い筋線維周辺から生じ，筋線維当りの毛細血管数も増える．また，ミトコンドリア量に対する毛細血管面積はトレーニング群で高い（図1B）．同様に，レジスタンストレーニングによる筋肥大は毛細血管数の増加を伴うが，単位面積，筋線維当りでは変わらないかむしろ減少する．

[斉藤　満]

[文　献]
1) Delp MD and Laughlin MH: Regulation of skeletal muscle perfusion during exercise. Acta Physiol Scand 162: 411-419 (1998)
2) Laughlin MH and Armstrong B: Muscle blood flow distribution patterns as a function of running speed in rat. Am J Physiol 243: H814-H824 (1983)
3) Poole DC and Mathien-Costello O: Relationship between fiber capillarization and mitochondria volume desity in control and trained rat soleus and plantaris muscle. Microcirculation 3: 175-186 (1996)

VII. トレーニング

Question 51 適応能力（トレーニング効果獲得）の分子的基盤とは？

Answer ヒトは動物として，運動するための組織・器官・細胞を高度に発達させている．運動を担う臓器（筋神経系・筋骨格系・心循環系等）は，運動刺激（ストレス）を継続して負荷していくことにより機能的に発達する．骨格筋のレジスタンス運動による適応変化を例にとると，骨格筋の量的増大と組織・細胞・細胞内システムの必要性に応じたリモデリングの2つの側面がある．変化をもたらす基盤は，組織・細胞を構成するタンパク質の種類（質）・量の変化である．

運動を遂行する骨格筋細胞内では筋収縮の継続に伴い遺伝子発現が増加し，発現する遺伝子により，筋収縮タンパク質の増減が起こる．遺伝子の転写産物mRNAはトレーニング負荷により上昇し，刺激がなくなると低下する（図1A）．この例ではmRNAの半減期は12時間である．また mRNAの分解も合成速度に影響されず一次関数である．新しく合成されたmRNAの新しい定常レベルの97％に達するのに5倍の半減期（つまり2.5日）が必要である．刺激がなくなるとこの適応によるmRNAの50％が最初の半減期のうちに分解されてしまう．トレッドミル走を1日1回行なうような通常のトレーニングの間欠的な運動の継続例によるmRNAの蓄積効果は非常に遅い（図1B，C）．運動に

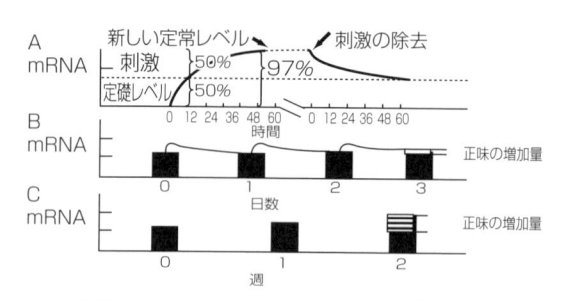

図1 運動トレーニングによるmRNA量の変化モデル
（文献1より引用）

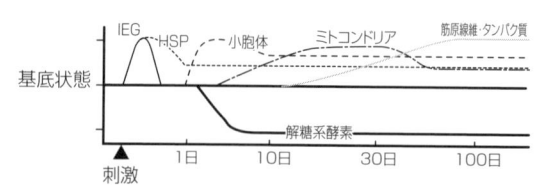

図2 筋収縮刺激による各種遺伝子発現の時間経過
（文献1より引用改変）

細胞外からの指令
(神経・ホルモンなど)

運動による細胞内
ホメオスタシスの乱れ

HSFが
核に入る

ストレス
タンパク質
発現機構

HSP遺伝子
↓
HSP mRNA

対応

細胞内HSPタンパク質↑:
タンパク質合成
システムの保持・向上

HSP90:/転写因子を保持している
HSP70:/新しく合成された
タンパク質のfolding
αB-クリスタリン:細胞骨格の安定化
HSC73:クラスリン小胞システム
(分泌補助)

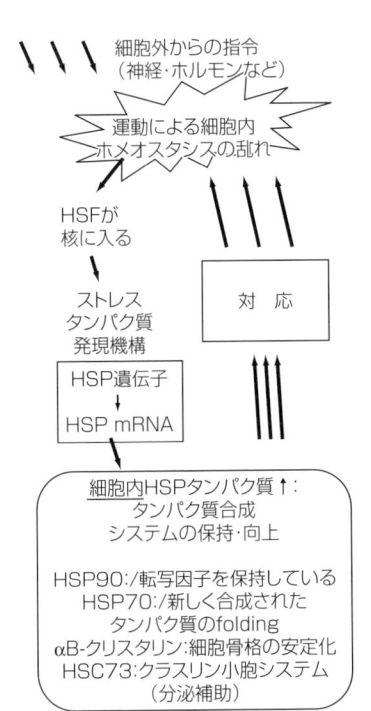

図3 ストレスに対する細胞内・細胞外対応とトレーニング適応

よりmRNAの増加分のほとんどは次の刺激の前になくなってしまうからである．つまり変化を検出しうるレベルに達するには数週間かかる．

より安定なmRNAは，刺激後あるいは刺激除去後，定常状態に達する時間は長く，不安定なmRNAでは速い（図2）．この例（実線）は速筋である前脛骨筋に低頻度の電気刺激を継続して与え続けた場合の変化を示す．転写因子である初期応答遺伝子はその名の通り，刺激後10数分で増加し始め，その後すぐに定常レベル（基底状態）にもどる．低頻度の電気刺激では，小胞体のタンパク質がF型からS型へ変化，解糖系の酵素は低下，ミトコンドリアの酸化酵素は上昇し，刺激レベルに応じた新しい水準に落ち着く．

運動に引き続いてストレスタンパク質（Q52）のmRNAの増加が観察される．たとえばHSP90は非刺激時（つまりリガンドがない状態で）グルココルチコイドなどのステロイドホルモン受容体に結合しており，受容体を活性のある状態に維持している．HSP70[*93]はリボソームで新生されつつある未フォールディング状態[*94]の新生タンパク質に結合し，フォールディングを促進する．タンパク質の合成が亢進した状態では，HSP70が恒常的に増加し機能していることが必要である．またαB-クリスタリンはシグナル伝達系の細胞内基幹構造でありmRNAの細胞内輸送経路でもある細胞骨格の安定化に寄与している．HSP70やαB-クリスタリンは筋線維タイプ依存的に発現が多く，代謝活性の高い線維で発現が高い．ストレスタンパク質は，筋収縮の時間の延長に伴う代謝の上昇，エネルギー枯渇などで増大する，変性しかけたタンパク質の蓄積を防ぐ．正常にもどすか，さもなくば分解系へ移行させるタンパク質ケアシステムの分子基盤をなすと考えられる．

[跡見　順子]

[文　献] 1) Rowell LB and Shepherd JT : Handbook of Physiology Section 12. The American Physiological Society, 1124-1150 (1996)

Question 52 ストレスタンパク質・シャペロンとは？

Answer 運動時間が長くなると，温度・Ca^{2+}，pH，酸素や活性酸素などの細胞内環境因子の安静レベルからのずれが持続する．適応はこのような細胞内環境条件のずれを減少させる，つまりストレス耐性能を向上させることであろう．この適応の分子基盤の1つとしてストレスタンパク質が関与する．

通常37℃で培養している培養細胞を一気に42℃下におくとほとんどの細胞が死滅するが，一度40℃の緩い環境におき，続いて43℃へ変化させるとかなりの細胞が生き残る（図1A, B）．生き残った細胞で合成が顕著に増大している一群のタンパク質（図1C, B矢印）を熱ショックタンパク質 Heat Shock Protein（HSP）と名づけた．現在では熱以外のさまざまなストレスに応答して合成されるので，ストレスタンパク質と呼ぶことが多い．ストレスタンパク質の合成は熱ショック因子HSF[*95]（図2A, B）というHSP遺伝子の調節領域HSEに結合する転写因子（図2E）の核移行（図2B, D, E）→3量体形成とHSEへの結合→転写開始（図2E）によりHSPが合成される（図2F）．

タンパク質は生理的条件で3次元立体構造を形成しフォールディングされる．この構造形成がうまくいかない場合（水環境のもとで構造の内部に位置している疎水性アミノ酸が，外側に出てきてしまう場合が多い），溶解不能な凝集体を形成してしまう．HSPは，表出した疎水性部分を認識しタンパク質の凝集・沈殿を防ぎ，さらにはATP存在下でもとの形にもどるのを手助けする（変性タンパク質の解離にATP加水分解によるHSPの構造変化が寄与する）．このような働きをシャペロン機能と呼ぶ．

細胞質では，タンパク質がフォールディングされない状態を，時空間的に積極的に作る必要がある．新し

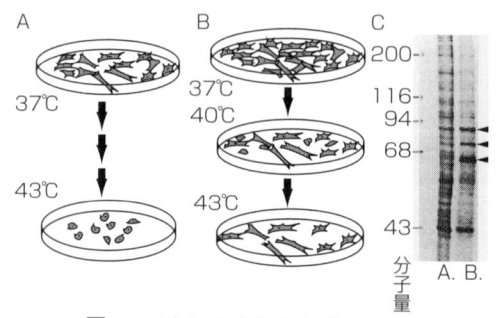

図1 ストレストレランス

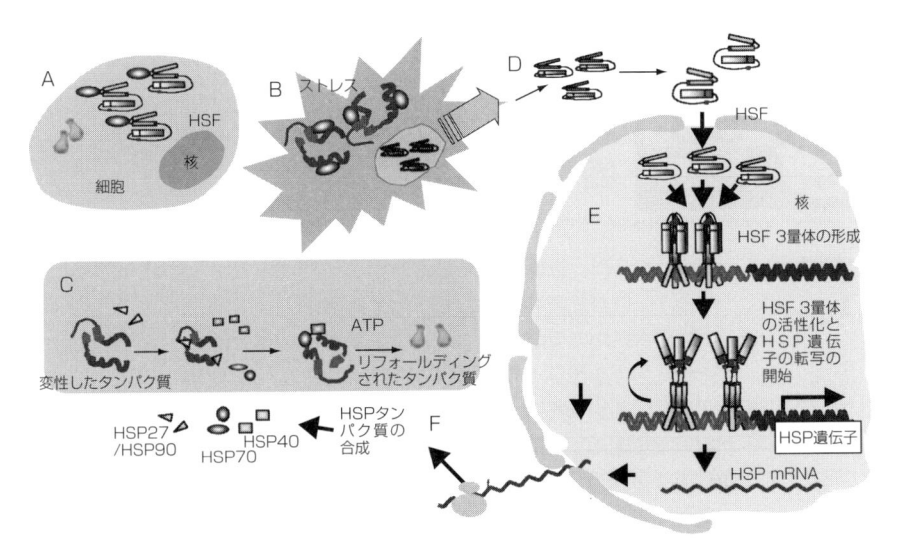

図2　ストレスタンパク質（HSP）の機能と誘導機構

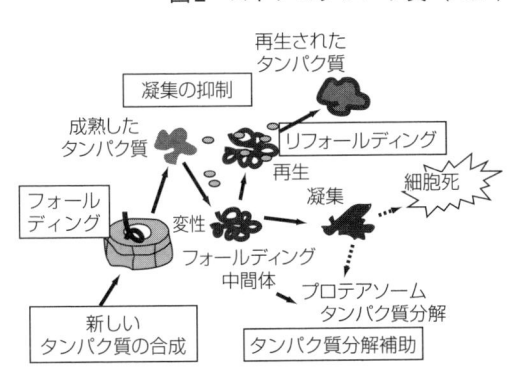

図3　分子シャペロンとしてのストレスタンパク質の細胞内局在と機能

く合成された直後のタンパク質も構造がとれず伸びた状態であり，ミトコンドリア等細胞内小器官内のタンパク質や，コラーゲンのように細胞外に移行・分泌タンパク質（コラーゲン等）などは，小器官内・細胞外でフォールディングされた形を取る必要性がある．小器官内部にはアイソフォームの異なるHSPが存在し，膜内外での移送とフォールディングを助ける．細胞は，生命システム形成の初期から，タンパク質をケアするシステムを進化させてきた．ストレスタンパク質は，細胞内でのタンパク質の一生（すなわち新生されてから分解されるまで）に関わる（図3）．骨格筋の筋線維タイプの変化や持久性トレーニングへの適応過程，生物の発生・分化過程，細胞や組織がリモデリングする過程においては，タンパク質の合成・分解を促進させる必要があり，特に発現が高まる．ストレスタンパク質の細胞内レベルの上昇は，ストレス適応能の増大に貢献すると考えられる．

[跡見　順子]

[文　献]　1）永田和宏編：特集「分子シャペロン」．細胞工学16：1236-1386（1997）

Question 53 骨格筋の肥大に影響を及ぼす因子は？

Answer
1. 収縮様式の違いは肥大率を変えるか？
2. 伸張性収縮が筋肥大率を高める仕組みは？
3. タンパク同化ステロイド（anabolic androgenic steroid: AAS）は肥大を増大させるか？
4. 成長ホルモン（growth hormone: GH）は肥大を増大させるか？
5. 遅筋（線維）と速筋（線維）の肥大因子は異なるか.

　骨格筋の肥大は，①個々の細胞（筋線維）レベルと②組織・全筋レベルで理解する必要がある．①の場合が純粋な筋細胞内収縮タンパクあるいは収縮関連タンパクの増加によるものであり，運動による物理的・機械的ストレスが，何らかの機序で細胞内タンパク合成を刺激・促進するものと考えられる．②の場合には筋細胞以外の細胞・組織，例えば間質の結合組織等の増加も含まれる．筋肥大もまた生体の持つホメオシターシスの1つであり，筋細胞・組織へのストレス/ダメージと，それらに対する適応/回復とに深く関連している．このことは筋線維を特異的に破壊する薬品を反復投与するだけでも筋重量が13％も増加すること[1]，激しい筋力トレーニング後の筋には明らかにダメージが認められ，血中のcreatine kinaseが上昇することからも明らかである[2]．筋運動時のストレスとそれにより引き起こされるダメージには，物理的に細胞質や細胞膜が直接破壊されるようなものと，細胞外Ca^{2+}の流入によるタンパク分解酵素の活性化や酸化ストレス（フリーラジカル）による代謝的なものが考えられる．代謝的なストレスは，筋疲労を伴い，個々の筋細胞レベルでは代謝的ストレスのない疲労は考えられない．したがって，筋に対してこれらのストレスを一度にかける運動が筋肥大をもっとも誘発しやすい運動，すなわち，強度が十分でしかも疲労困憊に至るまで筋肉を追い込むような運動と考えられる．生体において筋線維は常に神経－筋単位として動員され，動員様式の違いは収縮様式の違いである．したがって，上記課題1に対する答えは"Yes"であり肥大率に大きく影響を与えると考えられる．課題2に関しては，一般に伸張性収縮では筋線維の損傷が起こりやすいことからその可能性は理解できるが，このようなストレスに対する神経－筋の適応も速やかに起こ

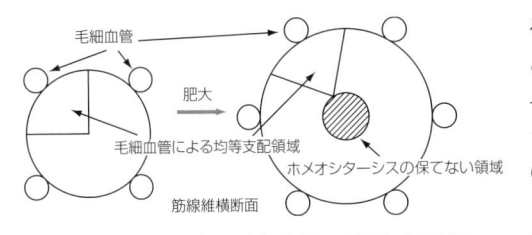

図1 筋線維の肥大と毛細血管の関係（仮説）
肥大に伴い周囲の血管毛を増やすことで対応するが中心部に対しては対応しきれない．均等支配が乱れ始めると細胞質内の恒常性を保つために制限因子が働き出す？

るため，実際に肥大率を高めるかどうかには疑問が残る．AAS投与に関しては，その効果にさまざまな報告があるが必ずしも一貫性のあるものではない．その理由は，ヒト・動物のどちらを対象とした場合にも完全な実験条件を設定することが難しいことがあげられる．しかし，著者らのラット筋力トレーニングモデルを用いた研究では，AAS投与により筋内アミノ酸Uptakeは約2倍に上昇し，安静値への回復期間（代謝回転）も約30％短縮される結果が得られている．しかし，AAS投与は同時に肝細胞に変性をおこし，中枢神経系にも影響を及ぼすことをつけ加えておかねばならない．GHに関しては，筋力トレーニングにより内因性のGHは変動するようである．しかし，外因性投与の筋肥大に対する効果に関しては不明な点が多い．特に単独で使用した場合には効果はほとんどなくその他の因子，特にIGF-I (Insulin-like growth factor) 等との供応作用で効果を現わすようである[3]．課題5に関しては，現在未だ明らかな見解は得られていないようである．しかし，結果的に遅筋よりも速筋の方が肥大率が大きいことから，筋肥大に対する制限因子は明らかに異なるのではないだろうか．たとえば，遅筋線維は有酸素的な代謝系を大いに利用しながら収縮作業を行なう．このことは細胞外にある血管との相互作用の重要性を示すと同時に，全細胞質に対する血管の均等支配の重要性をも示しているものと考えられる（図1）．

［玉木　哲朗］

[文　献]

1) Tamaki T et al: Appearance of complex branched muscle fibers is associated with a shift to slow muscle characteristics. Acta Anat 159: 108-113 (1997).
2) Tamaki T et al: Morphological and biochemical evidence of muscle hyperplasia following weight-lifting exercise in rat. Am J Physiol 273 (Cell Physiol 42): C246-C256 (1997).
3) McCall GE et al: Acute and chronic hormonal responses to resistance training designed to promote muscle hypertrophy. Can J Appl Physiol 24: 37-48 (1999).

Question 54 骨格筋の萎縮に影響を及ぼす因子は？

Answer 骨格筋は，現状からの活動レベルの低下により萎縮し，活動の仕方（緊張性/相同性，短時間/持久性）に応じた可逆的質・量変化を示すことがヒトや動物モデル（骨折・ベッドレスト・宇宙空間での滞在・ラット後肢懸垂法[*96]・関節固定・除神経・腱切除など）での実験結果から明らかにされている（資料表2）．このような変化を，脳の神経細胞の可塑性に準じて骨格筋の可塑性という．筋長（伸張は維持・短縮は萎縮の亢進），神経刺激および収縮時間が可塑性に影響を及ぼす基本的因子である．これらの因子が筋細胞内で引き起こす遺伝子発現カスケードを大きく，3つに分けることができる（図1）．まず大脳皮質運動野からの運動神経を介した筋細胞の収縮因子である細胞内 Ca^{2+} の上昇により活性化される系（図1A）が稼働される．このような筋収縮それ自体が引き起こす細胞内変化（筋原線維タンパク質の相互作用の強化，Ca^{2+}↑，pH↓，ATP↓，Pi↑，O_2↑↓，乳酸↑，糖↓など）だけでなく，筋細胞は収縮している間，接着している細胞外との結合部位を介して成長因子，近傍の細胞の分泌する因子のシグナルを受ける（図1B）．収縮に伴う細胞膜の変形や細胞骨格への

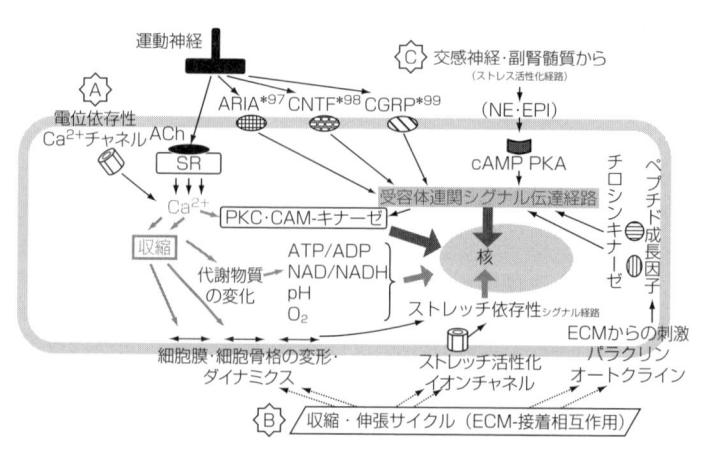

図1 骨格筋の収縮で引き起こされる遺伝子発現経路（文献1より引用改変）

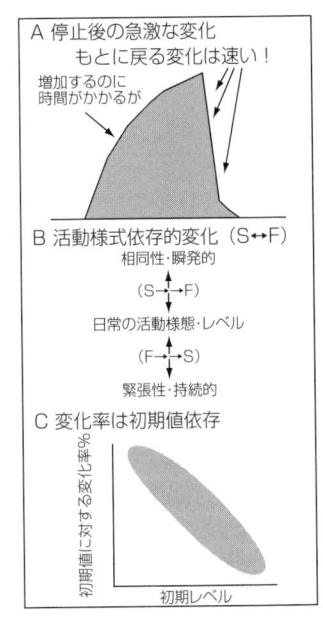

図2 活動による遺伝子発現・タンパク質合成の可逆性

A 停止後の急激な変化
もとに戻る変化は速い！
増加するのに時間がかかるが

B 活動様式依存的変化（S↔F）
相同性・瞬発的
(S↔F)
日常の活動様態・レベル
(F↔S)
緊張性・持続的

C 変化率は初期値依存
初期値に対する変化率%
初期レベル

直接的間接的な刺激は細胞骨格を介したシグナル応答系を稼働すると同時に細胞膜のストレッチ活性化チャネルなども活性化する．これらは筋収縮と張力発揮の土台となる細胞接着を介した機械的刺激の本体をなす細胞外マトリックス（ECM）・細胞膜・細胞骨格システムである．接着分子であるインテグリン，成長因子受容体であるチロシンキナーゼ[*97]やセリン・スレオニンキナーゼ[*98]等の受容体連関カスケード（この系には神経支配それ自体が活性化する因子（ARIA[*99], CNTF[*100], CGRP[*101]）やストレッチ活性化チャネルを介して，遺伝子発現を活性化する）が関与する．さらに収縮時間が延長し，なおかつ収縮する強度が高い（筋線維が速筋タイプ）と，ストレス応答系が稼働され，交感神経活動の亢進，副腎から分泌されたカテコールアミン[*102]およびグルココルチコイドによりシグナルカスケードが活性化される（図1C）．カテコールアミンはエネルギー基質の分解を，グルココルチコイドは許容効果を示す（高濃度ではタンパク質分解酵素の誘導）．

このような骨格筋の適応変化は基本的に増大（主にタンパク質の合成促進）には時間がかかり，減少（主にタンパク質の分解促進）は速い．変化は可逆的でありS←→F変化を伴い，変化量は初期レベルに依存する（図2）．長期にわたる活動レベルの低下あるいは不動化は細胞のアポトーシスをも惹起する（Q19）．

ヒトを含む哺乳類を中心とした恒温動物は，高度に繊細で敏感な細胞内化学反応系を維持するために，一生の間，過剰なエネルギーを消費し（fruitful cycle；浪費サイクル）37℃を維持する．スポーツ・身体運動はこの系をさらに高めようとするものである．成長期は，身体を構成する多くの細胞の増殖・成長期に相当し，細胞は多くの成長因子を分泌し，タンパク質合成・分解量の差によるタンパク質の蓄積をプラスにしている．しかし成長期以降は，活動レベルに依存する．特に運動を担う骨格筋はその活動性のみにより維持・増進することができる．

[跡見　順子]

[文　献]　1) Rowell LB and Shepherd JT : Handbook of Physiology Section 12. The American Physiological Society. 1124-1150 (1996)

Question 55 レジスタンストレーニングとは？

Answer

1. レジスタンストレーニングの定義

レジスタンストレーニングとは，筋にさまざまな負荷抵抗をかけて行なうトレーニングの総称である．筋力トレーニング，ウエイトトレーニングなどとも呼ばれるが，①筋力の増強のみならず，筋パワーや筋持久力などの向上を目的とする場合も含まれること，②負荷形態としてウエイトの他，弾性抵抗，粘性抵抗，電磁抵抗など，さまざまなものが用いられるようになったことから，レジスタンストレーニングと総称されるようになった．その性格上，主要な目的は筋力増強と筋肥大にある．

2. トレーニング効果のメカニズム

レジスタンストレーニングの刺激がどのようなメカニズムで筋線維の肥大，増殖や筋力の増強を引き起こすかはまだ十分に解明されてはいない．現在のところ，①筋線維の細胞骨格系へのメカニカルストレス，②筋内の代謝物環境の変化，③筋線維周辺の酸素動態に関連した酸化・還元反応，④内分泌系の活性化，⑤筋線維上の微小損傷に伴う成長因子やサイトカインの生産，などにより筋線維やその幹細胞であるサテライト細胞での遺伝子転写活性化が起こるものと考えられている．一般には，トレーニング効果を筋の微小損傷のみと関連づける傾向が強いが，これは誤りである．

3. トレーニングの種類

レジスタンストレーニングは，その負荷形態によって，①アイソメトリック，②アイソトニック，③アイソキネティック，④オクソトニックのそれぞれのトレーニングに大きく分類される．①は等尺性筋力発揮を用いた静的トレーニングである．②は等張力性収縮によるものであるが，筋の最大張力が筋長（関節角度）によって変わるため，厳密な意味でのアイソトニック条件にはならない．バーベル，ダンベル，ウエイトスタック式のマシンなどを用いたトレーニングを便宜上このように分類する．③は，等速性マシンを用いたトレーニング．④は増張力性収縮を用いたもので，ラバーバンドを用いたトレーニングなどがこれにあたる．アイソトニックトレーニングでは，負荷の初期加速期に，（力）＝（慣性質量）×（加速度）によって決まる，負荷より大きな力発揮が起こる．したがって，負荷の初

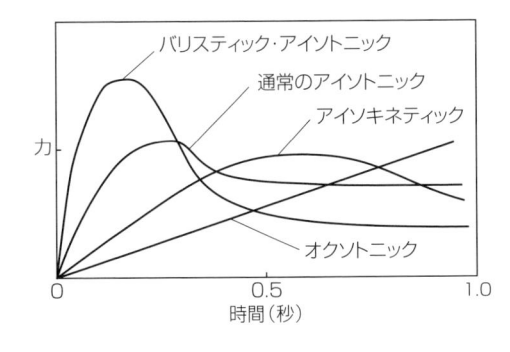

図1 トレーニングにおける典型的な力発揮パターンを模式的に示したもの．

期加速を強調した動作を行なうことにより，見かけ上の負荷を大きく超える力を瞬間的に発揮することができる．このようなトレーニングをバリスティックトレーニングまたは初動負荷トレーニングと呼ぶ．また，急減速から急加速への「切り返し」を重視したものをプライオメトリックトレーニングと呼ぶ．いくつかの典型的なトレーニングにおける力発揮の時間経過を図1に模式的に示す．アイソキネティックトレーニングやオクソトニックトレーニングでは動作の後半に大きな力発揮が起こるので，これらはスポーツトレーニングなどには不向きであるが，その分安全であり，中高齢者のトレーニングやリハビリテーションなどには有用である．

4. 短縮性動作と伸張性動作

力学的仕事の生産を伴うトレーニングでは通常，筋の短縮によって負荷を挙上する動作（短縮性動作：concentric action）と，筋の伸張によって負荷を下ろす動作（伸張性動作：eccentric action）が相互に反復される．伸張性動作に特に重点をおくトレーニングをエキセントリックトレーニングまたはネガティブエクササイズと呼ぶ．伸張性動作は特異的に筋の損傷を引き起こし，炎症や浮腫を伴う遅発性筋痛を誘発する．この過程によって筋線維の再生も刺激されるので，筋肥大を目的として最終的に大きな効果を上げるためには，伸張性動作時にしっかりと筋力発揮を行なうことは重要である．しかし反面，強度の高いエキセントリックトレーニングを多用すると，オーバートレーニングになったり，筋線維の壊死と局所的繊維化（fibrosis）の原因となったりするので注意が必要である．

[石井　直方]

[文　献]　1) 石井直方：レジスタンストレーニングの理論と実際．[1] トレーニングの生理学的基礎．臨床スポーツ医学11 (10)：1167-1172 (1994)

Question 56 　$\dot{V}O_2max$・LTとは？

Answer　エネルギーの産出を酸素の供給に依存する運動をエアロビクス運動という．エアロビクス運動では，運動の強度の概念 $\dot{V}O_2max$（最大酸素摂取量），LT（乳酸性作業閾値）があり，前者は主に酸素輸送能，後者は作業筋の酸素利用能を反映する．酸素は脂溶性が高いので，肺胞細胞および毛細血管内皮細胞膜を通過し，赤血球中の，酸素を結合する鉄原子（II価の鉄原子が酸素の結合によりIII価へと変換）をもつタンパク質ヘモグロビンによって末梢組織まで運搬される．骨格筋細胞ではより親和性の高いミオグロビンや酸素の受取手であるミトコンドリアマトリックスの電子伝達系最後のプロトン受容体であるシトクロム aa3 に移行し，糖や脂質由来の H^+ を受けとり水を生成する．酸素は細胞内での消費速度に応じて摂取される．

　酸素摂取量は，$\dot{V}O_2 = \dot{Q} \times A\dot{V}O_2diff = HR \times SV \times A\dot{V}O_2diff$（$\dot{V}O_2$：酸素摂取量，$\dot{Q}$：心拍出量，$A\dot{V}O_2diff$（動静脈酸素較差，HR：心拍数，SV：一回拍出量）で表わされる（図1）．つまり $\dot{V}O_2$ は，酸素を運搬する心拍出量と組織での酸素の抜き取り能力の較差で決定される．一定の強度で運動すると時間とともに $\dot{V}O_2$ は増加するが，その後一定となる（図1A）．運動の強度依存的に上昇し，一定の強度で最大になる．この値を最大酸素摂取量と名付けた．$\dot{V}O_2max$ は酸素運搬能である心拍出量と正の相関を示す（図1E）．強度に対し見かけ上一定となった $\dot{V}O_2$ や HR は強度に対して直線性を示す（図1B）．つまり組織での必要性に対し，最大酸素摂取量のレベルまでは心臓や循環器の応答が直線的に増加することを示す．

　一方，運動中の血中乳酸値の上昇は，主に乳酸の産生が増大している骨格筋細胞からの拡散による．つまりその筋細胞では，糖の分解の亢進により乳酸の産生が亢進し，筋細胞外にでて血中でも高くなる．血中の乳酸並びにプロトン H^+ イオンの上昇は，血中および組織液中の炭酸緩衝系（炭酸ガスは水への溶解度が高く（酸素の24倍）下記の式のように緩衝系を構成している，$[H^+ + HCO_3^- \rightarrow CO_2 + H_2O]$）の反応を促進させる．血中 CO_2 分圧が上昇し，延髄の呼吸中枢を刺激し換気量を増大させる．血中乳酸値の上昇の変曲点 LT がみられる強度で換気量の亢進がみられる（換気量閾値：VET）．LT は作業筋の酸化能力を反映する．サイクリングでの

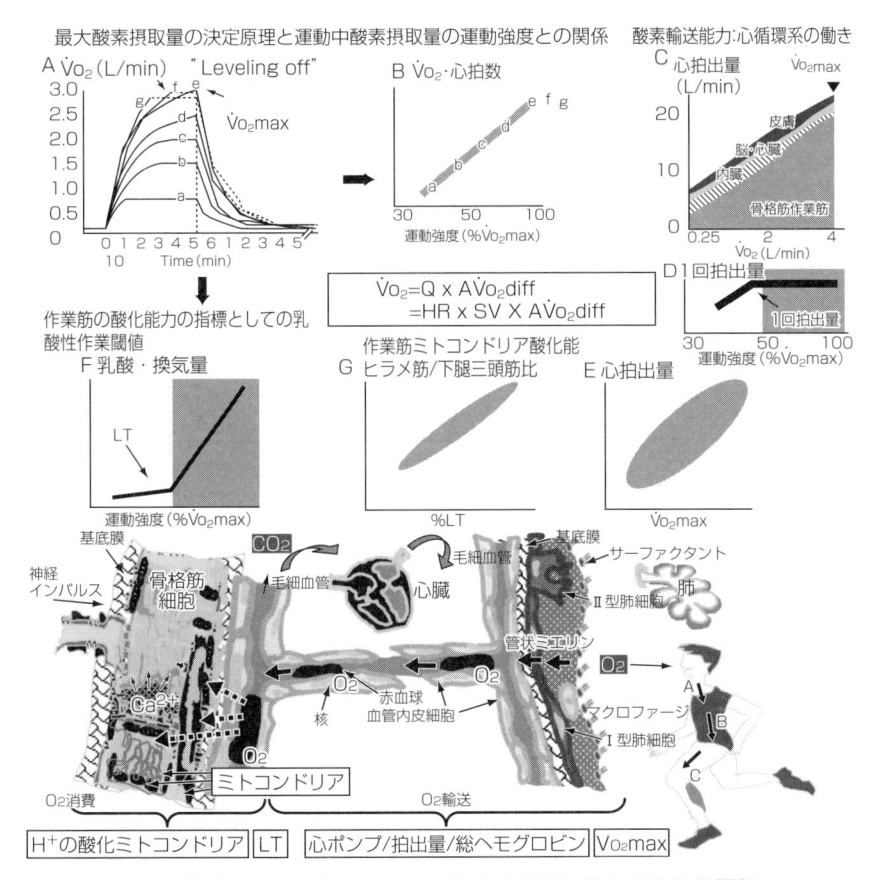

図1 有酸素運動の指標としての最大酸素摂取量と乳酸作業閾値

LTは大腿四頭筋の酸化活性と，ランニングでのLTは下腿三頭筋の腓腹筋比とそれぞれ$r=0.96, 0.93$の高い相関を示す（図1G）．運動様式が変わり作業筋がかわると同一個人内でまったく相関関係がなくなる．LTは身体の部位により異なる骨格筋の酸化特性を反映する． [跡見　順子]

[文献]
1) Ivy JL et al : Muscle respiratory capacity and fiber type as determinants of the lactate threshold. J Appl Physiol 48 : 523-527 (1980)
2) Atomi Y et al : Relationship between lactate threshold during running and relative gastrocnemius area. J Appl Physiol 63 : 2343-2347 (1987)

Question 57 エアロビックトレーニングの至適強度とは？

Answer エアロビクス運動は全身性に変化を及ぼす．運動を遂行する骨格筋，ポンプとしての心筋や酸素の輸送路である血管あるいはエネルギー源貯蔵庫である脂肪組織，そして全身の代謝を統括する自律神経・内分泌系および全身の組織・細胞を連結する細胞外マトリクスである．健康維持増進に適した運動強度はLT前後（平均的には50〜60％ $\dot{V}o_2max$）である．この強度は細胞内での相対的な代謝の変化と全身的なストレス応答の間の相互関係を示す変曲点にあるようにみえる．ラットでは視床下部食欲中枢近傍にランニングを持続させるニューロンが存在し，随意運動と自律神経・ストレス応答系を連携させている（図1）[1]．セリエのストレス応答系（視床下部→脳下垂体→交感神経系（→ノルエピネフリン分泌）→副腎→エピネフリン分泌）により骨格筋・呼吸循環系が共同して働く．この強度でのエアロビックトレーニングの継続により経験的に高血圧や肥満その他の生活習慣病の予防・治療効果が得られることが明らかにされている[*103]．

運動はモーターユニット単位（MU）で行なわれる（図2A）．エアロビクスの運動強度の増大にともないリクルートされる運動単位がS→FR→F(int)→FFへと変化する．これは大脳皮質支配による．この運動単位の変化はLTを反映する（図2B）．一方，LT強度から血中エピネフリンや交感神経活動が上昇し始める（図2C）．これは上位中枢からの支配によると考えられる視床下部のストレス応答系の参与による．この結果血中乳酸値とストレスホルモンはほぼ直線的関係を示す（図2D）．カテコールアミンの上昇は心拍出量がプラトーになった後の心拍数の増加（つまり心筋の収縮速度

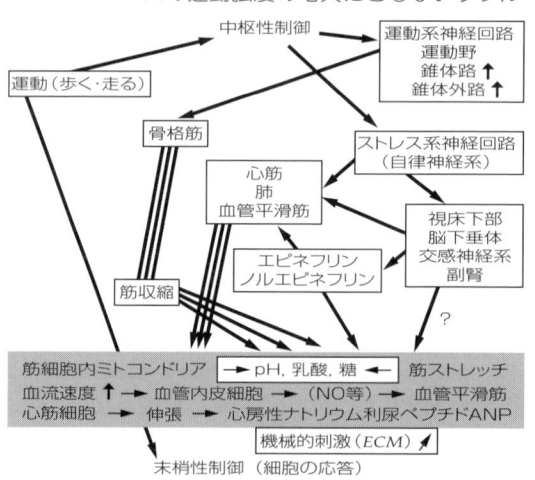

図1 エアロビクスの中枢性制御と末梢性制御

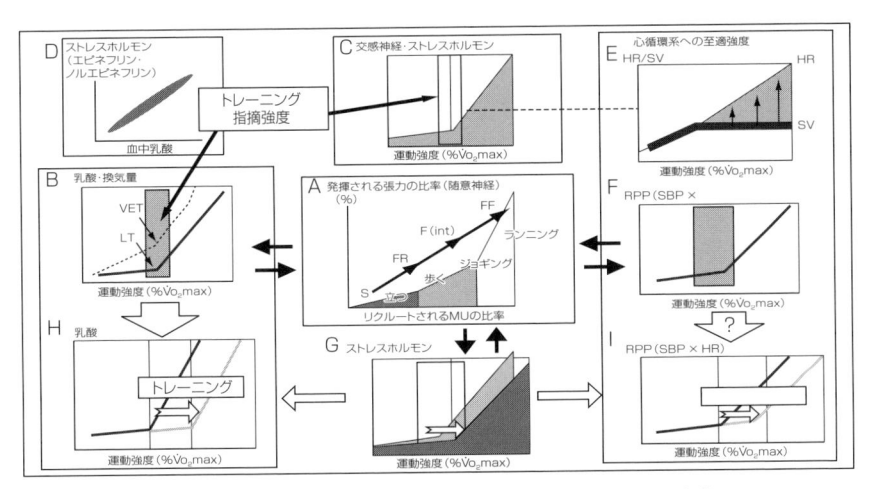

図2　エアロビクスの運動強度とトレーニングによる変化

と弛緩速度の短縮）を促進する（図2E）．これは心筋の酸素摂取量を反映すると考えられるRPP（心拍数と最高血圧の積=HRxSBPまたはDP；double product）にも反映する（図2F）[2]．LT強度の運動でのトレーニングは，中枢・末梢の両方に適当な刺激となり，両方の適応をもたらし，ストレスホルモン応答を低下させ，より低い応答で同一作業が可能となると考えられる（図2G-I）．

LT水準の高低と作業筋の酸化能力の間のきわめて高い相関関係[3,4]は，筋細胞を始め関連する臓器の個々の細胞内代謝の改善の重要性を示唆する．

［跡見　順子］

[文献]

1) Narita K et al : Concomitant regulation of running activity and metabolic change by the ventromeidal nucleus of the hypothalamus. Brain Res 642 : 290-296 (1994)
2) トレーニング科学研究会編：トレーニング科学ハンドブック．朝倉書店，452-467 (1996)
3) Ivy JL et al : Muscle respiratory capacity and fiber type as determinants of the lactate threshold. J Appl Physiol 48 : 523-527 (1980)
4) Atomi Y et al : Relationship between lactate threshold during running and relative gastrocnemius area. J Appl Physiol 63 : 2343-2347 (1987)
5) Engel AG and Franzini-Armstrong C : Myology 2nd. McGraw-Hill, 176-199 (1994)

Question 58 体重コントロールに何が関係するか？

Answer 体重は，単に痩せたい，太りたいなどの人間の好みや意志によるコントロールの対象であるのではなく，一個体一生物体の重量が，その生命の存続に必要なエネルギーを直接的に反映したものである．

体重と体脂肪量はよく相関する．基本的に成人の場合，摂取エネルギーと消費エネルギーのバランスによって，体内に蓄えられる総脂肪量が決まる．しかし，この機構のみで際限なく体重を操れるかというと，例えば，食事制限により体重を低下させた場合，消費カロリーが15％程度の減少下限をもってそれ以下にはならない．一方，体脂肪率が30％程度以上の肥満では，それのみでは病気とはならないが，生命の存続を脅かすような動脈硬化などの疾病を高率に併発することも知られる．つまり生存上，その個体に対する至適体重があり，環境や意志によらず遺伝的に体重が規定され，その体重を保つような機構が常にはたらく．消化吸収および排泄系に問題のない場合，また合併症のない場合は，体重に関係なく，摂取カロリーから吸収される量は一定である．食欲を調節する満腹中枢や摂食中枢が脳の視床下部に存在することから，中枢神経系が代謝や食欲をコントロールしていると考えられている．さらに脂肪細胞自らが，視床下部へ直接作用するホルモン，レプチンを分泌して体重を調節する系が存在する．

体重はある程度遺伝的に規定されるにせよ，食事や運動，日々の行動など環境により変動する．エネルギーに見合って個体の活動様式を変える細胞性粘菌は，飢餓状態におかれると活動レベルを下げ，細胞同士が寄り集まってできるだけエネルギーを使わない形態（胞子の形成）に変わる．ヒトの場合も，ある範囲では，摂食量と活動量はほぼつり合うしくみがある（図1B）．しかし，活動量が低下すると摂食過剰になり，活動量が極度に増加すると食欲が追いつかない[1]．身体活動量に見合って食欲が適応する（図1）．生物は，自身の重量（容量）をエネルギー摂取との関係で調節している．単細胞生物は個体の数をも調節する．

過食により余剰にカロリーを摂取した場合，運動によって消費可能な部分はどれ程か（表1）．安静時代謝率（BMR）の中で，筋肉の占める割合は26％と，肝臓とともに最も高く，筋量を増減させることが基礎代謝レ

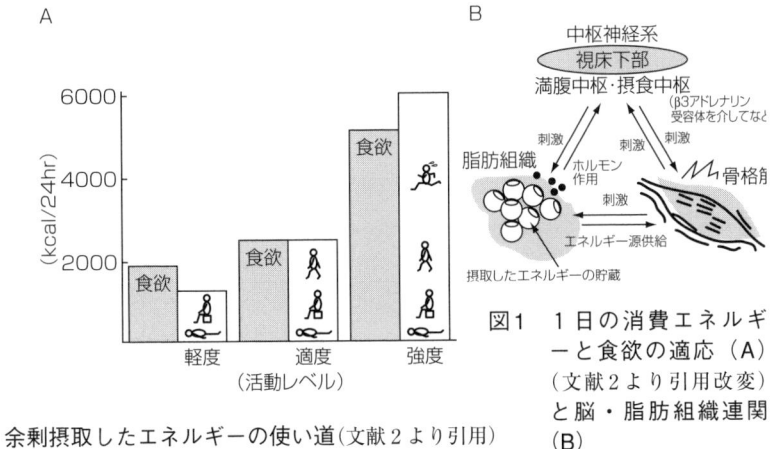

図1 1日の消費エネルギーと食欲の適応（A）（文献2より引用改変）と脳・脂肪組織連関（B）

表1 余剰摂取したエネルギーの使い道（文献2より引用）

貯蓄	39%	脂肪として
	4%	タンパク質，糖として
熱産生	8%	安静時代謝率
	14%	食物による熱産生効果
	33%	身体活動
		1/3　意識的な運動
		2/3　運動目的でない筋活動

ベルを左右させ得る．身体活動には，意識的ないわゆる運動を目的とした運動の他にも，筋活動はある．余剰カロリー分の使い道は，身体活動で3割強である．そのうち約3分の2は意識的な運動ではなく，日常的な動作や姿勢を正すなどの活動であり，この活動レベルが高ければ，食べる割に太りにくい傾向があるという[2]．このように筋活動によってカロリーを消費することが可能であり，1日単位で見たときにはエネルギー消費量にかなりの差を生む．これらのことから脳の体重・摂食・運動調節系をうまく稼動させるには日常生活活動レベルを含めて活動的であることが極めて重要であろう．（参照；Q＆Aシリーズ　栄養と運動）

[播元　政美・跡見　順子]

[文献]
1) James A et al : Role of nonexercise activity thermogenesis in resistance to fat gain in humans. Science 283 : 212-214 (1999)
2) PO Åstrand : Textbook of Work Physiology. McGrowHill, 455-488 (1970)

Question 59 ヒトのからだの上手な使い方の原理は？

Answer 分子生物学の世界からマクロの身体運動まで，からだの上手な使い方に共通する原理は，構造にあった，機能にふさわしい動きをすることである．筋活動から考えてみよう，分子の配列からマクロの筋の走行まできまった構造があり機能がある．

筋線維を構成するタンパク質，ミオシンとアクチンのスライディングする方向は構造から決まっている．スライディングできる量も決まっている．スライディング可能なスピードも決まっている．無理に収縮させたり，引き伸ばして筋の損傷を起こさせて調べると顕微鏡下に病理像が得られる．強いエキセントリックな収縮により最初に壊れるのはZバンドだといわれている．

マクロの視点ではスポーツ外傷が参考になる．無理な肢位でのタイミングの悪い強力な筋の収縮は肉離れ，腱断裂を起こす．筋腱損傷でなく，関節や骨に損傷をきたすことも多い．骨折や靱帯損傷をきたさなくても繰り返す小外力が慢性の使いすぎ症候群といわれる疲労骨折や靱帯炎を起こす．外傷や慢性障害の病因を探ることによって逆に上手な使い方を考えていくことができる．

筋の走行は骨関節の形態によって規定されているが，多くの骨・関節の参加する運動になるといろいろな肢位の組み合わせが可能となり，下手な動きでは無理な方向に筋活動が行なわれることになる．

上手な使い方を考えるとき，多くの関節，多くの骨を目的にあわせてタイミング良く並べることが必要になる．この骨関節の並べ方をアライメントという．

X脚の膝には外側に多くのメカニカルストレスがかかり外側半月損傷の障害要因となるといわれる．このような空間的・位置的なアライメントの異常を運動のなかできたさないような構え・フォームを身につけるのが上手な使い方の原則である．またタイミングの良い体全体を使った動きには運動連鎖といわれる，時間的なアライメントに則った身体の各部位の動きがみられる．これに反すると，手投げとか手打ちという動作になったり，腰が入らぬスムーズさにかける下手な動きといわれるのである．

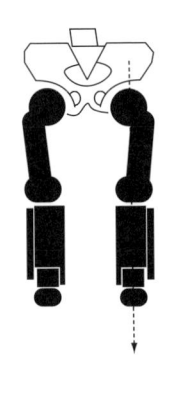

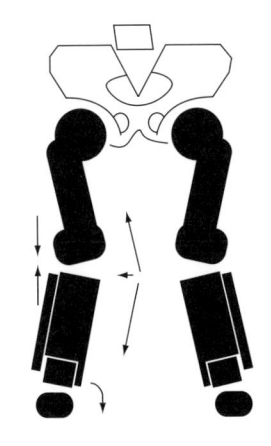

図1 X脚の膝には外反ストレスがかかる．動きのなかで外反する構えを繰り返すと使いすぎ症候群をきたす．たくさんの骨関節が参加する実際の運動ではアライメントが効率よい動きおよび障害予防に関係してくる．

随意運動を行なうとき，大脳皮質から神経を介して筋に信号が伝達されるわけだが，運動が実行されるに当たっては非常に多くの要素が意識下で働いている．動かせと命令をだしたとき，共働筋にも収縮の指令が届き，同時に拮抗筋の抑制が行なわれるといった自動的にプログラムされた一連の筋活動が行なわれる．

大脳皮質の運動野から錐体路を通じての神経・筋の興奮収縮だけでなく，小脳・錐体外路系のシステムがバランスのよい協調運動をサポートし，眼や，内耳からの情報に加え，皮膚・関節・筋からの深部知覚の情報が刻々と返ってくるのを受けて微調整していくという身体運動を理解しながら動こうとするとき，ときとして膨大な情報を処理できずに手足が動かないことになる．足をどういう順に動かすのかと聞かれたムカデが歩けなくなってしまったという寓話に思い当たる．これに対しては，ムカデがもっと深い知識をもち，センサーを磨いてトレーニングを科学的に行なえばより速くスムーズに歩けるようになるであろうと考える．

われわれの身体運動において意識下の無数の反応が行なわれていることを自覚しつつ，ときには意識的にそれをとりだし，感じわけたり改善することがトレーニングとして可能である．そして普通のセンサーでは感じられない分子のレベルの運動でも，イメージを膨らませる．動きのなかにメカニカルストレスが生じ，分子レベルでは遺伝子が発現して化学反応が行なわれるのが人間の身体なのだという知識がよりよい動きにつながると考える．

[渡會　公治]

[文　献]
1) 渡會公治：運動による障害，スポーツ医学の基礎（栗原ら編）284-300，朝倉書店（1993）
2) Gannon W: 市岡正道ら訳, 医科生理学展望, 63, 丸善（1994）

Question 60 生命科学から考えるトータル健康法とは？

Answer これまで加齢にともなうさまざまな生理機能の減少は，ほぼ必然的であると考えられてきた（図1）．しかし，成人病が生活習慣病と名前が変わった事実は，加齢による機能の減退も生活活動度の低下による部分が大きいことを示唆している．運動することを大前提に進化し成長し発達する人の身体をつくる数10兆の細胞は，植物と異なり基本的に構造自体が柔軟かつ動的特性をもち，張力を発揮し，外界に応答することで生きている．図2は2年前細胞外マトリックス（ECM）の研究者であるRuoslahtiが細胞生物学的一般原則の1つとして提唱した概念である．ストレッチングは準備運動などに重要な役割を果たしているが，その核心はこの命題と同一である．この仮説の逆の端的な例が骨格筋の短縮による細胞死である．

筋の収縮の時間と強度により，運動を大きくエアロビクスとレジスタンス運動に分類できる（図3）．細胞生物学的な立場から，これらに加えてストレッチ運動の重要性は高い．また東洋で古来伝承されてきた養成法などはおそらく体幹の筋や呼吸筋も含めて全身の多くの筋群を意識的に参与させる姿勢での持続的な動きにより神経細胞および神経・筋の連携を強化すると同時に，身体の多くの筋や腱を構成するECMを介して，多くの細胞への機械的刺激を与えるであろう．西洋的な主に反動動作を利用するスポーツだけでなく，このような静的・意識的な全身運動は，神経細胞を含む細胞への"生"のシグナルとなる．

本書は運動の生命科学的機構について「骨格筋と運動」を中心に考えてきた．しかしエアロビクスのような持久的な運動に伴う心拍数の増加や血流増加は，心筋構成細胞や肺胞細胞のみならず全身に張り巡らされている血管の内周を覆う血管内皮細胞にもシアストレ

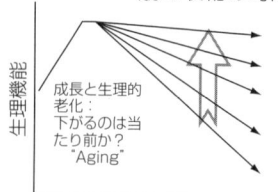

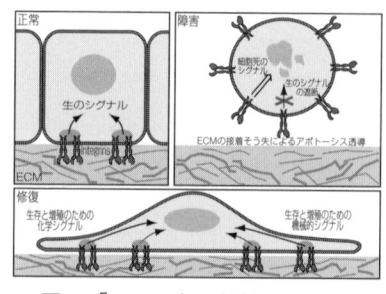

図1 成長と生理的老化？

図2 「かたち」を保持すること
（文献1より引用）

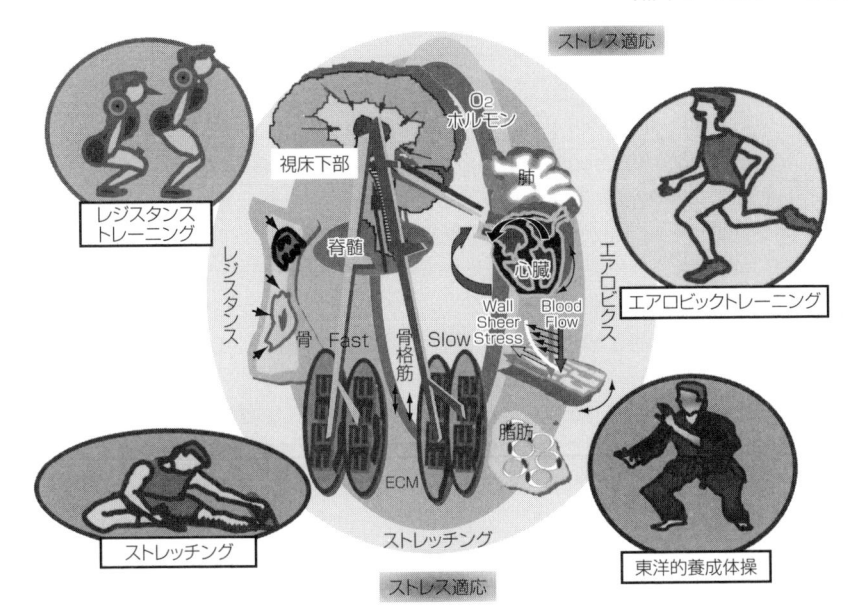

図3 運動による身体への刺激とトータルトレーニング

ス*[104]や心拍と同期したストレッチなどの機械的刺激の増大によるダイレクトな刺激となる．実際流れのよどむ部位で動脈硬化の発症率が高い．筋の収縮に伴うあるいは重力に抗して運動する時に生じる骨のわずかな振動やたわみによって生ずる骨内の流れ刺激は，骨芽細胞に作用し骨基質の合成の増大を促す．一生にわたり身体内に適当に運動性を維持するためのさまざまなストレス刺激が，それに応答するシステムを構築し，その応答性を維持・増進する原動力となる．これらの運動をすることによって生ずる身体の機械的刺激の増大はECMを介してもっとも基本的な細胞が生きる条件に影響を与える．全身性のストレス応答機構とともに全身性に細胞と細胞を結合し，組織と組織をつなげるECMへの直接的な刺激でもある．細胞は自らECMの成分分泌を促進させ自らの環境づくりをする．身体運動は細胞が住む環境自身に働きかけ，細胞の応答性を高める刺激である．細胞の遺伝子発現の主要な部分がこれらの細胞の基本的な働きへの刺激であることを知ることができる時代となったともいえる．　　　　［跡見　順子］

[文　献]
1) Ruoslahti E : Stretching is good for a cell. Science 276 : 1345-1346 (1997)
2) 東京大学身体運動科学研究室編：教養としてのスポーツ・身体運動．東京大学出版会，14-15（2000）

資　料

*1：赤外線分光法（infrared absorption spectroscopy）巻頭言
　　赤外領域(2-40 nm)の光の吸収から分子の振動数を知る分光法.
*2：アクトミオシン（actomyosin）巻頭言
　　ミオシンとアクチンの結合体.
*3：子実体（fruiting body）巻頭言
　　菌類の中の細胞性粘菌の無性生活環の間にとる形態の1つ. 胞子と柄細胞からなる.
*4：細胞性粘菌（cellular slime molds, Acrasiomycetes）巻頭言
　　大きくは菌類に，近年原生動物界の門に帰属．生活環の大部分でアメーバとして，栄養状態により互いに集まり子実体を形成する．
*5：MyoD　Q1
　　nautilus, myf3 ともいう．神経管の左右に発生する体節の中胚葉性多機能性細胞から筋細胞系譜への決定と分化を制御する転写因子．
*6：DNAの化学構造　Q3
　　核酸の基本構造は（図1）に示すような4つの分子（核酸，ヌクレオチド：五炭糖であるリボース，デオキシリボースに塩基（プリン・ピリミジンの2種類ずつの塩基-Adenine (A), Guanin (G) と Thymine (T), Cytosine (C)-）とリン酸基が結合したもの）からなる単純な物質が重合（五炭糖の5'位のリン酸基と3'位の水酸基間で脱水結合）したもので結合すると紐のような鎖状構造をとる．塩基のうちAとTは塩基間で2つ，GとCは3つの水素結合をそれぞれ形成する（図1：塩基間の結合でできた面は平面構造をなす）．二重らせんの内側は塩基による疎水性構造，外側はリン酸基が配し親水性かつ負の電荷をもつことになる．RNAを構成するリボースの2位の水酸基から酸素原子が除かれ水素原子のみのものがDNAをつくるデオキシリボース．DNAの塩基チミンと相応するRNAはウラシルuracilと呼ぶ．通常RNAは二本鎖を形成しないが，分子内で相補的な部分が結合し，立体構造を形成する．
*7：染色体（chromatin；クロマチン）Q2
　　真核生物の核内に存在し，遺伝情報を保存しているDNAと各種のタンパク質からなる複合体．M期の塩基性染色される凝集体を指して定義された．
*8：ヌクレオソーム（nucleosome）Q3
　　二重らせん構造のDNAが高次構造をとる時の最小の単位で，クロマチン（真核細胞の核内で塩基性色素で濃染される物質・染色糸）の基本構造をなす単位

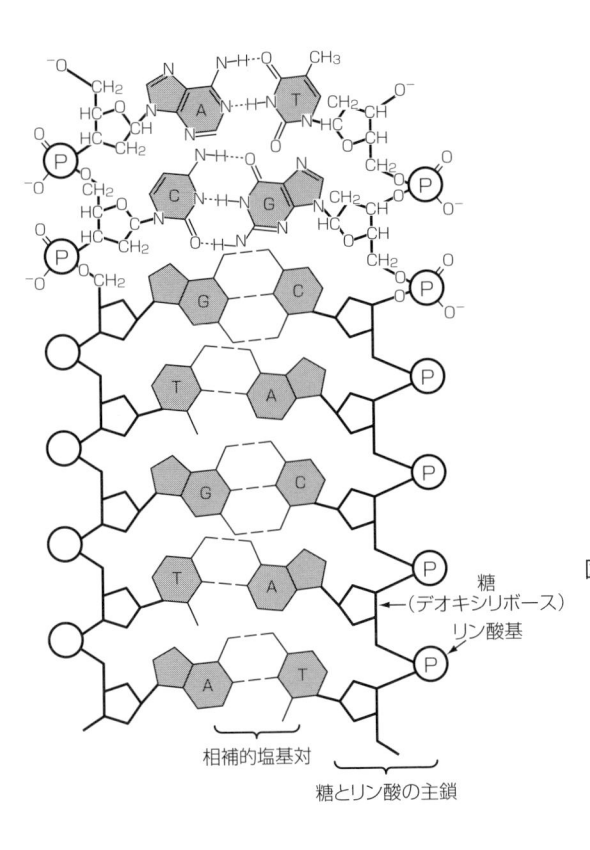

図1 2本鎖DNA．2本のポリヌクレオチド鎖は相補的水素結合で結び付く．AとGはプリン環，CとTはピリジン環をもつ．AとTは2本，CとGは3本の水素結合を形成する

糖（デオキシリボース）
リン酸基
相補的塩基対
糖とリン酸の主鎖

塩基（アデニン）
リボース（糖）
アデノシン三リン酸（ATP）
無機リン酸（Pi）
アデノシン二リン酸（ADP）

図2　ATPの加水分解

構造体．DNAは4つのサブユニット2個ずつからなるヒストン8量体を約2周（1.75周）しコア部分を形成し，巻き始めと終わりに別のヒストン（H1）を組み込み，さらに次のヌクレオソーム単位との間のリンカーとなるDNAをはさんで連結される．

*9：ATPの加水分解エネルギー　Q6

ATPアデノシン5'-三リン酸（adenosine 5'-triphosphate）は，アデノシンのリボースの5'位ヒドロキシル基にエステル結合でリン酸3分子が連結したヌクレオチド．リン酸基間の結合は高エネルギーリン酸結合であり，中性条件で1mol当たり7.3kcalのエネルギーを放出してADPとリン酸に加水分解する（標準自由エネルギー変化量）．図2に構造を示す．通常の細胞内条件では－11〜－13kcal/mol．$ATP + H_2O \rightarrow ADP + HPO_4^{2-}$である．

*10：GTPキャップ（GTP cap）Q8

細胞骨格タンパク質の1つであるチューブリンは重合して微小管を形成する．α，β両サブユニットとも重合の際，GTPを結合しすぐに加水分解されGDPとして結合する．微小管の重合が早いと安定であり，どんどん重合してゆくため，微小管の端にGTPを結合した微小管ができる．

*11：アイソフォーム（isoform）Q9

分子種．同一個体中に同一機能をもちアミノ酸組成が相同性も高いが同一ではないタンパク質をいう．

*12：ホスファチジルコリン（phosphatidylcholine；PC）Q10

レシチンlecithin．グリセロリン脂質の一種．脂質二重膜の細胞外面に多い．

*13：スフィンゴミエリン（sphingomyelin）Q10

長鎖塩基に脂肪酸が結合したセラミドにホスホコリンがリン酸ジエステル結合したスフィンゴリン脂質の一種．

*14：ホスファチジルエタノールアミン（phosphatidylethanolamine；PE）Q10

グリセロリン脂質に属し負電荷をもつ．脂質二重膜の細胞質側に多く存在する．

*15：ホスファチジルセリン（phophatidylserine；PS）Q10

グリセロリン脂質の一種．脂質二重膜の細胞質側に多く存在する．

*16：サイトカイン（cytokine）Q10

細胞が分泌する生理活性物質．

*17：ジヒドロピリジン受容体（dyhydropyridine）Q10

ジヒドロピリジン血管拡張薬に高親和性を示す膜タンパク質をいう．

*18：ホスファターゼ（phophatase）Q11

脱リン酸反応を触媒する酵素群を示す名称．

*19：NFAT（NF-AT　nuclear facotr of antivated T cell；T細胞活性化因子）Q11
　　２つのサブユニットからなり，細胞質に存在しカルシニューリンに脱リン酸化されると核に移行し，転写因子として機能する．
*20：Ras　Q11
　　ras遺伝子産物で分子量21,000でp21とも呼ばれる．低分子量GTP結合タンパク質で，GDP結合型の不活性型とGTP結合型の活性型がある．活性化される基質タンパク質としてRafが発見されMAPキナーゼカスケードを活性化し，c-fos等の転写を亢進する．Ras自身は細胞増殖因子，神経支配などの細胞外シグナルの下流で，SOSなどのGDP-GTP交換反応促進因子によって活性化されると考えられている．
*21：TGFβ（transforming growth factor-β）Q11
　　トランスフォーミング増殖因子β．3種類ある受容体のうちI，II型は細胞内にセリン/トレオニンキナーゼ領域をもち，シグナルを伝達する．
*22：MAPキナーゼ（MAP kinase）Q11
　　マイトジェン活性化プロテインキナーゼ(mitogen-activated protein kinase)の略称．細胞内シグナル伝達経路の中枢を担うセリン/トレオニンキナーゼの１つ．活性化に伴い核に移行する．近縁キナーゼとして外界のストレス刺激（浸透圧，熱，紫外線）で活性化するSAPキナーゼ（=JNK）とp38（=MPK2）が知られている．
*23：SRF（serum responsive factor；血清応答因子）Q11
　　SRE（serum responsive element）に結合する転写調節因子．
*24：トランスアクティベーション（transactivation）Q12
　　トランス作動性の因子が遺伝子の転写を活性化する現象．DNAの調節領域配列自体をシスエレメントとよび，その配列を認識し相互作用する他の因子による転写の促進をいう．
*25：p300/CBP（E1A-associated 300 kDa protein）Q12
　　アデノウイルスE1Aに結合する細胞性タンパク質の１つ．転写コアクチベーターとして機能する．
*26：パラクリン（パラ分泌 paracrine 傍分泌）Q12
　　ある細胞で作られた物質が隣接あるいは近傍の細胞に作用する様式．
*27：オートクリン（autocrine；自己分泌）Q12
　　ある細胞が分泌した物質が自身の受容体に作用する様式．
*28：アザシチジン（5-azacytidine=5-azacytocine 5-アザシトシン）Q14
　　核酸塩基の１つであるシトシンの５位の炭素原子が窒素原子に置換した塩基類似体．この投与によりチミジンの取り込みを阻害し，５位にメチル化を受けず

DNAの脱メチル化を引き起こす．

*29：ヘリックス・ループ・ヘリックス（helix-loop-helix；HLH）Q14
MyoD，E12などの転写因子が二量体を形成するときに用いる構造．2つのα-ヘリックスと1つのβ-ターンからなる．隣接したN末端側の塩基性（basic）アミノ酸に富むDNA結合ドメインと併せてbHLHと呼ばれる．

*30：ヘテロダイマー（heterodimer）Q14
異なる分子が結合してできた二量体．

*31：Id（inhibitor of DNA bindingに由来）Q14
ヘリックス・ループ・ヘリックス（HLH）構造をもつタンパク質．bHLH転写因子のE12，E47等とのヘテロ二量体で転写を亢進するMyoDファミリーは，Idとの二量体形成でDNA(E-box)への結合が阻害される．

*32：マトリックスメタロプロテアーゼ（matrix metalloprotease；MMP）Q14
細胞外マトリックスを分解するメタロプロテアーゼの総称．TIMPは特異的インヒビター．

*33 ギャップ結合（gap junction）Q14
細胞と細胞の接触部位で，電解質イオンによる電流，または小孔を通じて小分子（分子量1,000以下）を直接移動・交換させる細胞制御機構の一種で，細胞間連絡．チャネルタンパク質コネクソンで構成される．

*34：ユビキチン（unbiquitin）Q16
分子量7,500のタンパク質で，主に半減期の短いタンパク質に多数鎖状に結合（リシンの末端アミノ基を介してポリユビキチン化）するとプロテアソームに認識され分解される．

*35：N末端法則（N end rule）Q16
H Varshavskyらにより提唱されたタンパク質分解の速度を決める機構．N末端が塩基性アミノ酸（アルギニン，リシン：ユビキチン化が起こりやすい）だと分解されやすくメチオニン，セリンは分解されにくい．

*36：PEST配列（＝PESTドメイン）Q16
タンパク質分解酵素の基質認識構造としてプロリン，グルタミン酸，セリン，トレオニンを含む部位があると分解されやすいという考えである．

*37：カテプシン（cathepsin）Q16
リソソームに局在する酸性プロテアーゼの総称．

*38：カルパイン（calpain）Q16
カルシウム依存性中性プロテアーゼ（calcium activated neutral protease；CANP）ともいう．動物細胞にだけ同定されている．分子量110,000のヘテロ二量体．基質を分解するというよりも限定分解し基質タンパク質の性質を変

化させるバイオモデュレーター．細胞骨格，膜や受容体タンパク質，シグナル伝達関連酵素（キナーゼ等）が基質．

*39：スペクトリン（spectrin）Q16
赤血球裏打ち構造の主要な膜タンパク質．

*40：Cキナーゼ（C kinase= プロテインキナーゼC）Q16
リン脂質依存性プロテインキナーゼ（PKC）．種々の細胞外刺激により生成する細胞膜リン脂質代謝産物により活性化されるセリン/トレオニンキナーゼの総称．

*41 アクチビン（activin）Q18
TGFβスーパーファミリーに属する．両生類初期発生で中胚葉分化誘導を行う因子として発見された．またレチノイン酸との混合比により他の多くの器官誘導を導く．濾胞刺激ホルモン分泌促進タンパク質（FSH releasing protein）ともいう．

*42：コミットメント（commitment）Q18
拘束，決定（determination）ともいう．細胞分化において，多機能をもつ幹細胞の娘細胞が多能性を失い，ある特定の分化細胞の前駆細胞（progenitor cell, precurcor cell）になること．筋管細胞に対する筋芽細胞，神経細胞ニューロンに対する神経芽細胞を指す．

*43：細胞周期（cell cycle）Q18
真核生物増殖期の細胞が，そのゲノムDNAを複製し，娘細胞に分配した後分裂するサイクル．染色体DNAが複製されるS期，複製された染色体が分離し細胞質が分裂するM期，M期-S期間をG1期，S期-M期間をG2期とよぶ．M期以外をまとめて間期．サイクルをはずれて増殖を停止した状態は静止期（G0期）と呼ぶ．

*44：Bcl-2ファミリー　Q19
BclはB-cell leukemia/lymphomaの略で，染色体相互転座により活性化される一群の細胞性ガン遺伝子産物として単離されたもので，多数のアイソフォームが発見されており，細胞の生死を調節する．その中でBcl-2は他のがん遺伝子と異なり細胞死を抑制する機能を持つ．線虫の細胞死抑制遺伝子Ced-9はBcl-2と相同．現在，アポトーシスに抗する群（Anti-apoptotic family members；Bcl-2, Bcl-X_L, Bcl-w, Mcl-1, A1）とアポトーシス誘導前駆体（Pro-apoptotic family members；Bid, Bax, Bak, Bik, Bim）が報告されており，すべてBcl-2-homology（BH）ドメインをもつ．BHによりホモ・ヘテロ二量体を形成する．アポトーシス抗因子Bcl-2やBcl-xはミトコンドリア外膜に位置しアポトーシスを抑制しているが，促進因子Bax, Bad等とのヘテロ

二量体の形成により，抗アポトーシス作用は中和されてしまう．

*45：シトクロムC（cytocrome C） Q19
ミトコンドリアマトリックスに局在する電子運搬体．（活性部位の鉄原子Fe^{2+}→$Fe^{3+}+e^-$）により電子伝達を行なう．

*46：Fas抗原（Fas antigen） Q19
腫瘍壊死因子TNFα受容体の仲間で死のドメインdeath domainをもつ．

*47：14-3-3タンパク質　Q19
小胞の輸送とRasシグナル伝達に関与するタンパク質．その二量体構造は他に2個のタンパク質を結合可能であり，細胞質の骨格因子として機能し得る．キネシンモータータンパク質と複合体を形成し，同時に細胞内小器官の膜と相互作用しつなぎ止めることが可能である．

*48：FAK（focal adhesion kinase） Q19
細胞・マトリックス間の接着部位（焦点接触など）に局在する分子量125,000のチロシンキナーゼ．細胞—マトリックス間の接着や伸張刺激に伴い，リン酸化が亢進する．細胞質側の部分でさまざまなシグナル分子と結合し，リン酸化によりアクチン細胞骨格系にシグナルを伝達する．

*49：PAK2（p21-activated kinase 2） Q19
GTPase依存性リン酸化酵素Rhoファミリーの一員．

*50：アセチルコリン（acetylcholine） Q22
コリンの酢酸エステル．神経終末部のシナプス小胞内に貯蔵され，神経興奮によりシナプス間隙に放出される．

*51：電位依存性L型カルシウムチャネル（voltage-dependent calcium channel） Q22
膜電位に依存してCa^{2+}を膜内外の濃度勾配に従って透過させるイオンチャネル．出現する活動電位がCa^{2+}スパイク（Ca^{2+} spike）．チャネル開閉の膜電位依存性，不活性化の時間経過，薬物に対する感受性からT型（低閾値チャネルlow voltage activated channel；膜電位依存性に不活性化を示し，ジヒドロピリジン類に感受性がない），N型（ω-conotoxin sensitive channel:不活性化が遅く，神経系の細胞に見られる），L型（高閾値チャネル high voltage activated channel; ジヒドロピリジン類に感受性が高く，細胞内のCa^{2+}濃度に依存した不活性化を示す，ジヒドロピリジン受容体）の3種がある．

*52：Ca^{2+}結合タンパク質（calcium-binding protein） Q23
カルシウムイオンを特異的かつ高い結合定数（約$10^{-6}M^{-1}$）で結合して機能するタンパク質．EFハンド構造と呼ぶマイナスチャージをもつアミノ酸が一定の間隔で並びCa^{2+}を結合する構造をもつものが多い．細胞骨格・膜・骨関連タンパク質が多い．機能はさまざまでCa^{2+}の貯蔵（カルセケストリン），

Ca²⁺による生理機能（たとえば筋収縮の場合のトロポニンCやカルモデュリン等）などである．Ca²⁺を汲み出すポンプであるCa²⁺-ATPaseや，Ca²⁺を流入させるCa²⁺チャネルを構成するタンパク質も基本的にはCa²⁺を結合するドメインをもつ．

*53： Ca²⁺-ATPアーゼ（Ca²⁺-ATPase＝カルシウムポンプ calcium pump） Q23
真核細胞の形質膜及び細胞小器官膜に存在するATP加水分解エネルギーをCa²⁺イオンの浸透圧エネルギーに変換するエネルギー変換装置．Mg-ATPを基質として加水分解し，通常Ca²⁺の細胞質から細胞外あるいは細胞小器官内腔側へ輸送する高Ca²⁺親和性（K Ca²⁺0.1〜0.5μM）ATP分解酵素（ポンプ）である．である．H⁺がCa²⁺の対イオンとして交換輸送されるが，筋小胞体Ca²⁺-ATPaseでは1 ATPあたり2 Ca²⁺及び2〜3H⁺が輸送されるので，Ca²⁺輸送は起電位的である．

*54： ホスホリパーゼC（phospholipase C ; PLC） Q23
生体膜成分であるグリセロリン脂質のエステル結合を加水分解する酵素群．

*55： Ca²⁺ウェーブ（calcium wave） Q23
細胞内の局所に起こったCa²⁺濃度の上昇が，細胞内Ca²⁺貯蔵器官（滑面小胞体）のもつCa²⁺依存性Ca²⁺放出機構の助けをかり，非減衰的に細胞内を伝搬してゆくこと．一般的にCa²⁺濃度は時間的に振動（Ca²⁺振動）し，空間的には波となる．

*56： ジアシルグリセロール（diacylglycerol = ジクリセリド） Q23
グリセロールのヒドロキシル基に2分子の脂肪酸がエステル結合したもの．各種グリセロリン脂質生合成の前駆体及びPKCを活性化する．

*57： EF-ハンド（EF hand） Q23
2つのα-ヘリックスに挟まれたループを基本構造とするカルシウム結合構造（図）．RH Kretsinger（1973）により明らかにされた．この構造が数個以上存在するとCa²⁺イオンとの結合が強くなり，解離定数は細胞内Ca²⁺濃度と等しくなる．

*58： シナプス（synaps） Q24
神経細胞相互の接合部位．化学シナプスと電気シナプスの2種類あり，前者の間隙幅は20〜50 nm，後者は20nmほどである．シナプス伝達は前者は終末からの化学伝達物質の放出後，後者はシナプス前部の活動電流で直接起こる．

*59： コネクソン（connexon） Q24
ギャップ結合を構成する細胞膜中に埋め込まれた巨大チャンネルタンパク質の総称．クラスターとして機能し，その開閉は近傍のCa²⁺濃度や細胞接触部の他の接合タンパク質の状態で制御されている．

*60：電位依存性ナトリウムチャネル　Q24
　　イオンチャネルは大きく分けるとリガンド依存性チャネルligand-gated channelと電位依存性チャネルvoltage-gated channel, voltage-dependent channelとに分けられる．前者の例として，脳や骨格筋アセチルコリン受容体（陽イオン受容体），GABAやグリシン受容体（塩素イオンチャンネル）等がある．Na^+やCa^{2+}の電位依存性チャネルにはTチャネル（一過性transient，少しの脱分極で急速に活性化し，急速に不活性化する，ペースメーカー電流をつくるようなもの）とLチャネル（長期long，チャネル1個のコンダクタンスが大きく，大きい脱分極でゆっくりと活性化しゆるやかに不活性化する），それらの中間型のNチャネルがある．

*61：ナトリウムチャネル　Q24
　　電位依存性チャネルで，開閉状態が膜電位に影響される．開・閉状態をランダムに移行する，静止時はチャネルの開く確率は小さく，多くのチャネルは閉じた状態にある，膜の脱分極はチャネルの開く確率を増大する．Na^+チャネルは電位依存性であるため，始めは数個のチャネルからのNa^+の流入でも加速度的に正のフィードバック系の働きにより，活動電位の脱分極は自給の系となり，一度始まればその経過をたどるのに追加の刺激は不要となる．活動電位がそのピークに達するときに始まるナトリウム透過性の減少は，ナトリウムチャネルのもう1つの特性である不活性化inactivationによって生じる．不活性化自体は電位依存性ではない．

*62：リガンド（ligand）Q25
　　機能タンパク質に特異的に結合する物質をいう．酵素に結合する基質，補酵素，調節因子，あるいは受容体に結合するホルモン，サイトカイン，神経伝達物質，レクチンなど．

*63：カドヘリン（cadherin）Q28
　　動物細胞が互いに接着するために必須の分子群．10種類あり，細胞によって異なる分子種を用いる．

*64 コスタメア（Costameres）Q31
　　Pardoら（1983）により発見され，ビンキュリンを初めアクチニン（α-actinin），ミオシン軽鎖，ターリン（talin），スペクトリン（spectrin），γ-アクチニン，中間径フィラメント，クラスリン（clathrin）あるいはある種の受容体関連タンパク質等のタンパク質が局在していることが示されている．

*65：シュワン細胞（Shwann cell）Q33
　　末梢神経系でミエリン鞘をつくるグリア細胞で中枢神経系でオリゴデンドログリアに相当する．

*66：プロテオグリカン（proteoglycan） Q 33
ムコ多糖タンパク質複合体ともいう．

*67：ラミニン（laminin） Q 33
基底膜の主成分をなす細胞接着性糖タンパク質．パールカン perlecan，基底膜プロテオグリカン．

*68：アグリン（agrin） Q 33
神経筋接合部にある運動神経末端から分泌されるタンパク質でアセチルコリン受容体などを集める役割をする．

*69：MADS ボックスモチーフ Q35
SRF のコア領域でαヘリックス構造で DNA に結合する．酵母 MCM1 —フェロモン応答に関与，ARG80（Agamous），植物 DEF（Deficiens），AG，Serum response factor 等にも存在する高い相同性領域を呼ぶ．

*70：ビンキュリン（vinculin） Q35
細胞間及び細胞マトリックス間における細胞接着構造に濃縮する 116kDa の細胞骨格タンパク質．α-アクチニン，テーリン，パキシリンなどと結合し，カドヘリンやインテグリンなどの細胞接着分子をアクチン系細胞骨格分子につなげ，足場を形成し，細胞接着情報を細胞内に伝える役割をもつ．

*71：α B-クリスタリン（α B-crystallin） Q35
低分子量熱ショックタンパク質（small Heat Shock Protein ; sHSPs ストレスタンパク質）の１つ．C 末側にα-クリスタリンドメインを有する．骨格筋では筋線維組成依存的に発現し，遅筋線維でもっとも高い発現を示す．中間径フィラメントミオパチーの原因遺伝子．sHSPs は細胞骨格タンパク質のシャペロンとして機能していると思われる．

*72：p62TCF Q35
Ets 関連転写因子（トリレトロウイルス E26 ゲノム中に発見されたがん遺伝子 ets gene ファミリーの転写産物はヘリックス・ターン・ヘリックスモチーフを形成し DNA 結合に関与する 85 個のアミノ酸領域（ETS ドメイン）に類似した塩基配列に結合する．Elk-1, SAP-1 等）の１つで SRF と複合体を形成して SRE に結合する．

*73：CSF1（colony stimulation factor 1 ; コロニー刺激因子-1） Q35
軟寒天培養中で顆粒球マクロファージ系コロニーの形成を刺激する因子として同定されたサイトカイン．

*74：PDGF（platelet-derived growth factor） Q35
血小板由来増殖因子．血清中にあり，主として間葉系の細胞の増殖を促進する因子．

*75： EGF（epidermal growth factor） Q35
上皮増殖因子．上皮細胞の増殖・分化を促進させる作用をもつ因子．

*76： LPA（lysophosphatidic acid） Q35
1-アシルグリセロール3-リン酸（1-acylglycerol 3-phosphate），ホスファチジン酸の2位にアシル基が遊離してヒドロキシル基となったかたちのリゾ体リン脂質で水溶性が高い．

*77： serpentine受容体　Q35
インドジャボク（蛇木；Rauwolfia serpentina）のアルカロイドで降圧薬が結合する受容体．

*78： RhoA　Q35
Rhoサブファミリーに属する低分子量GTP結合タンパク質の一種．Ras homologyに由来する．哺乳類では3種類，rho A，B，Cが存在する．193〜196アミノ酸残基からなり，翻訳後C末端に修飾を受ける．活性型Rhoはアクチンストレスファイバー形成，インテグリン活性化，細胞分裂，細胞運動を制御する．

*79： cdc42　Q35
RhoGTPaseサブファミリーに属する低分子量GTP結合タンパク質の一種でアクチンの重合を調整し，突起状のフィロポディアfilopodiaを形成する．MAPキナーゼシグナル伝達系（JNK,p38 MAP kinase）を活性化する．

*80： Rac1（rac GTPase） Q35
RhoGTPaseサブファミリーに属する低分子量GTP結合タンパク質の一種で細胞膜周辺でアクチンの重合を促進すると同時にラッフル膜を形成する．PDGFチロシンキナーゼ受容体，インスリンで活性化される

*81： SAPKs（SAP kinase） Q35
SAPキナーゼ　ストレス活性化プロテインキナーゼ（stress-activated protein kinase）の略称．ヒトのJNKと同じもの．MAPキナーゼスーパーファミリーに属するセリン/トレオニンキナーゼの1つ（*22参照）．

*82： P38/RK　Q35
MAPキナーゼスーパーファミリーに属するセリン/トレオニンキナーゼの1つ（*22参照）．

*83： Raf-1　Q35
c-raf geneの遺伝子産物で分子量74,000のセリン/トレオニンキナーゼで広汎に発現する．Raf-1は増殖シグナル伝達系ではp21rasからMAPキナーゼ系へシグナルを伝える．

*84：MEK（MAP kinase-ERK kinase）Q35
　　MAPキナーゼキナーゼ（MAPKK=MEK）を直接リン酸化し活性化すると考えられ，MEKKと名付けられた．しかし他のSAPキナーゼ/JNKをよりよく活性化することからそれらの上流因子として働いている可能性が考えられ，誤解しやすくなっている．

*85：intrafusal fiber　Q36
　　錘内線維．筋紡錘内筋線維で通常の筋線維と同様横紋構造を形成するが，核の位置が成熟した筋線維では周辺部に位置するが，それとは異なり細胞中央部にクラスター化あるいは鎖状に局在している．骨格筋の通常の細胞に対して，コラーゲンからなるカプセルのような膜に囲まれた中の筋線維についた名称．

*86：カルジオリピン（cardiolipin）Q44
　　ジホスファチジルグリセロール（diphophatidyl glycerol）グリセロールにホスファチジン酸が結合した酸性リン脂質．微生物とミトコンドリアに固有のリン脂質．

*87：NAD$^+$（nicotinamide adnine dinucleotide；ニコチンアミドジヌクレオチド）Q44
　　還元型はNADH酸化・還元の補酵素（約1mM）．デヒドロゲナーゼによる分子間の酸化・還元反応に使われる．

*88：プロトンポンプ（proton pump, H$^+$ pump）Q44
　　エネルギーを使ってH$^+$（プロトン）を細胞外，あるいは細胞小器官の外に輸送するタンパク質の総称．

*89：ミオシンII　Q45
　　ミオシンIIには，細胞質cytoplasmic，平滑筋タイプsmooth，サルコメアタイプsarcomericの3種類が存在する．

*90：染色法　Q45
　　筋原線維ATPase活性の染色法による分類は，ミオシンタンパク質のミオシンアイソフォームのATP分解酵素活性のpH感受性の差異により基づく方法で，速筋線維のATPase活性はアルカリ側で安定し酸性で不安定となる．遅筋線維ではその逆になる．活性が存在すると最終反応で銀分子に反応し，黒く染色される．

*91：M線（M line）Q47
　　横紋筋の筋原線維サルコメアのA帯の中央部にある幅40〜80nmの濃い縞で3本の線から成る．中央はミオシン，Mタンパク質は両側に存在する．

*92：PAS染色（PAS staining, 過ヨウ素酸シッフ染色（periodic acid Schiff staining）Q47
　　組織切片中におけるグリコーゲンなどの多糖類の検出に用いる組織化学的方法．多糖類のヒドロキシル基を酸化してアルデヒドを形成させ，シッフ試薬に

　　　　より赤色のアルデヒド呈色反応を起こさせる．
*93：HSP70（Heat Shock Protein 70）Q51
　　　　真核生物の代表的な熱ショックタンパク質で大腸菌のDnaKと相同．
*94：フォールディング（folding）Q51
　　　　すべてのタンパク質はアミノ酸がペプチド結合でつながった一本の鎖状の物質であるが，成熟すると立体構造をとる．これをフォールディングという．リボソームで新しく合成されたタンパク質や，細胞内外でストレスにさらされ，ほどけた状態をアンフォールディングされているという．これを巻き戻すことをリフォールディングという．
*95：HSF（Heat Shock Factor；熱ショック因子）Q52
　　　　熱ショックタンパク質HSPの遺伝子発現調節領域HSE Heat Shock Elementに結合する転写因子．
*96：ラット後肢懸垂法（hindlimb suspension model）Q54
　　　　宇宙における微小重力環境に対する地上での疑似モデルとして，ラットの尾をつり上げ，後肢が地面につかないようにすることによって後肢の負荷が減少するようにする尾部懸垂．筋および骨の萎縮研究のモデルとして用いる．
*97：チロシンキナーゼ（tyrosine kinase）Q54
　　　　ATPのγリン酸基をタンパク質の特定のチロシンのヒドロキシル基に転移する．
*98：セリン・スレオニンキナーゼ（serine-threonine kinase）Q54
　　　　ホスホトランスフェラーゼの一つでATPのγリン酸基をタンパク質の特定のセリン・トレオニンのヒドロキシル基に転移する．
*99：ARIA（acetylcholine receptor-inducing activity）Q54
　　　　アセチルコリン受容体誘導活性作用をもつ42kDaの分子．脊髄前角細胞に局在．培養筋管細胞に加えるとアセチルコリン受容体ε-サブユニットmRNAを増加させる．γ-サブユニットからε-サブユニットへの変化とクラスター形成によるアセチルコリン受容体の安定化（半減期が10～20時間から10日へと変化）とが対応している．
*100：CNTF（ciliary neurotrophic factor；毛様体神経栄養因子）Q54
　　　　コリン作動性分化因子活性（培養交感神経細胞をアドレナリン作動性からコリン作動性へ転換する活性因子）をもつ神経栄養因子．
*101：CGRP（calcitonin gene-related peptide；カルシトニン遺伝子関連ペプチド）Q54
　　　　カルシトニン遺伝子から選択的スプライシングでつくられる37aaペプチド．脊髄運動ニューロンにも存在し運動神経の電気刺激で分泌される．培養筋管細胞はこの受容体を発現しており，cAMPを増加させ，アセチルコリン受容体

のαサブユニットのmRNAを増加させる.

*102：カテコールアミン（catecholamine）Q54
カテコール核をもつ生体アミンの3種，つまりドーパミン，ノルアドレナリン（ノルエピネフリン），アドレナリン（エピネフリン）の総称．副腎髄質ホルモンであり，神経伝達物質で，細胞間伝達物質として働く．

*103：セリエのストレス学説　Q57
クロードベルナールが唱えた内部恒常性（1976）を発展させ，WBキャノンは内部環境が揺らぎをもちつつも一定にたもたれていることをホメオスターシスと呼んだ（1932）．キャノンは緊急事態に対する短期の応答に交感神経系と副腎からのカテコールアミン分泌の増加による応答の効果を示した．ハンスセリエはこれらの反応の長期化に対して内分泌系（視床下部-脳下垂体-副腎皮質系）が関与した全身性の反応に対して「全身適応症候群」と呼び，この応答を起こす因子をストレスと呼んだ．これをストレス学説という（1935）．

*104：シアストレス（sheer stress）Q60
流れストレス．血流が血管内を流れる時に血管壁にかかる機械的ストレス．血管内皮細胞はこの刺激を受容し応答して，接着分子のリン酸化や細胞骨格の再組織化で応答する．

資料表1 骨格筋の収縮により発現調節される遺伝子(Williams RS and Neufer PD 1996)

遺伝子	研究モデル	タンパク質	mRNA	遺伝子	運動/収縮モデル	タンパク質	mRNA
分泌性ペプチド成長因子				TCA回路酵素			
ヘパリン結合増殖因子	CS		↑	クエン酸合成酵素	CS, EX	↑	↑
線維芽細胞成長因子(FGF)	CS		↑	IDH, KDH, SDH, FUM, MDH	CS	↑	
細胞表面受容体・酵素・トランスポーター				呼吸鎖酵素			
N-カドヘリン	EX DN		↑	細胞核コード			
アセチルコリン受容体	DN		↑	シトクロム c	EX	↑	↑
Ciliary神経成長因子受容体	DN		↑	NADH:シトクロム-c酸化還元酵素	CS		↑
β-アドレナリン受容体	CS, EX	↑					
アデニレートサイクラーゼ	CS		↑	コハク酸脱水素酵素:シトクロム	CS		↑
インスリン応答性糖輸送担体 (GLUT4)	CS, EX, HS	↑	↑	c酸化還元酵素			
				シトクロム酸化酵素, サブユニットVIC	CS	↑	↑
細胞質輸送タンパク質				b-F1-ATPase	CS		↑
ミオグロビン	CS	↑	↑	ミトコンドリアDNAコード			
脂肪酸結合タンパク	CS, EX	↑		シトクロム酸化酵素, サブユニットⅢ	CS		↑
Ca²⁺隔離タンパク質							
パルブアルブミン	CS	↑		シトクロム b	CS		↑
筋小胞体Ca²⁺ポンプ (Ca²⁺-ATPase)				ミトコンドリア膜リン脂質			
速筋型→遅筋型	CS	↑		カルディオリピン	DN CS	↓	
遅筋型→速筋型	HS	↑		脂肪酸代謝酵素			
サルコメア収縮タンパク質				CAT, HADH, THIOL	CS	↑	
ミオシン重鎖(MHC):				アミノ酸代謝酵素			
HCI→HCIId→HCIIa→HCI (速筋解糖系型→遅筋酸化型)	CS, FO, ST, EX	↑	↑	アミノ酸アミノ基転移酵素	CS	↑	
HCI→HCIIa→HCIId (遅筋酸化型→速筋解糖系型)	IM, HS, DN	↓	↓	グルタミン合成酵素	DN (GLC)	↑	
ミオシン軽鎖				ヘム生合成			
速筋型→遅筋型アイソフォーム	CS, FO	↑		アミノレブリネート合成酵素	CS, EX		ns
トロポニンサブユニット (TnT, TnI, TnC)				転写因子			
速筋型→遅筋型アイソフォーム	CS	↑		初期応答遺伝子			
グリコーゲン代謝酵素				c-fos, c-jun, erg-1	CS, EX, FO		↑
リン酸化酵素	CS	↓		筋分化因子(bHLHファクター)			
ホスホグルコムターゼ	CS	↓		MyoD, マイオジェニン		↑	↑
グリコーゲン合成酵素	CS	nc					
解糖系酵素							
ヘキソナーゼⅡ	CS, EX	↑					
PFK, Ald, GAPDH, PK, LDH	CS, EX	↓					

PFK（phosphofructokinase，ホスホフルクトキナーゼ，解糖系鍵酵素）
Ald（aldorase，アルドラーゼ，解糖系酵素）
GA3PDH（glyceraldehyde 3-phosphate dehydrogenase，グリセルアルデヒド3リン酸脱水素酵素，解糖系酵素）
PK（pyruvate kinase，ピルビン酸キナーゼ，解糖系酵素）
LDH（lactate dehydrogenase，乳酸脱水素酵素，解糖系酵素）
IDH（isocitrate dehydrogenase，イソクエン酸脱水素酵素，TCA回路酵素）

KDH（α-ketoglutarate dehydrogenase, α-ケトグルタル酸脱水素酵素, TCA回路酵素）
SDH（succinate dehydorogenase, コハク酸脱水素酵素, TCA回路酵素）
FUM（fumarase, フマラーゼ, TCA回路酵素）
MDH（malate dehydrogenase, リンゴ酸脱水素酵素, TCA回路酵素）
NADH（ni cotineamide adenine denucleotide dehydrogenase, ニコチンアミドアデニンデヒドロゲナーゼ）
β-F1-ATPase（ミトコンドリア内ATP合成酵素）
CAT（carnitine acetyl transferase, カルニチンアセチルトランスフェラーゼ, 脂肪酸代謝酵素）
HADH（hdroxyacyl CoA dehyarogenase, ヒドロキシアシルCoAデヒドロゲナーゼ, 脂肪酸代謝酵素）
THIOL（チオラーゼ＝アセチルCoAアシルトランスフェラーゼ 脂肪酸代謝酵素の1つ）
c-fos（fos gene, fos遺伝子：代表的な前初期遺伝子の1つで, jun遺伝子の発現タンパク質Junとヘテロ二量体を形成し転写因子AP-1を構成する．上流にSREをもち, アクチンのダイナミクスで発現調節される．）
c-jun（jun gene, jun遺伝子：転写因子AP-1をコードする遺伝子ファミリーの総称の1つで他にjunB, junDがある．遺伝子産物JunはDNA結合配列（ロイシンジッパー）をもちFos転写因子とヘテロ二量体を形成する．転写調節機能はFosによる．）
egr-1（early growth resonse gene, 即時型遺伝子＝Immediate early gene：前初期遺伝子細胞増殖因子やホルモン, 神経伝達物質などの外界の刺激に応答して一過性に発現が誘導される遺伝子の一群で, その発現誘導に新規のタンパク質合成を必要としない．これらの遺伝子は, 他の遺伝子の転写因子などをコードしている．そのため, 生体内ではこれらの遺伝子産物は細胞内情報伝達で重要な役割を担っている．一般に刺激後数分間で発現し, 15～30分で発現がピークに達して, 数時間後には発現が認められなくなる．）
HS（hindlimb suspension, 後肢懸垂（*96参照）
FO（functional overload elicited by surgical ablation or tenotomy, 機能的過負荷：下腿三頭筋を対象にした実験モデルで, 下腿三頭筋を踵骨に結合しているアキレス腱の一部を切除するあるいは三頭筋の一部を切除することにより筋が伸張あるいは収縮できないようにし, 残った筋への負荷を増大させ, 筋肥大を誘導する方法．）
ST（stretch, ストレッチ：骨格筋は骨に結合しているので, 生体内では関節角度により伸張されたり短縮したりして筋の長さが変化する．他動的（受動的）に伸張されること．）
IM（immobilization：不動化 ギプスなどで不動化すること）

資料表2　遅筋・速筋別不活動による遺伝子発現 mRNA の変化

測定項目	遅筋 HS	遅筋 IM	遅筋 S	速筋 HS	速筋 IM	速筋 S	ESL
1　神経刺激の授受：ジヒドロピリジン受容体	↑						
2　刺激の授受と収縮							
小胞体：ポンプ(Ca^{2+} − ATPase fast),	↑					↓	
小胞体：ポンプ(Ca^{2+} − ATPase slow)	→↑					↑	
ホスホランバン							↑
Ca^{2+} 貯蔵および調節系：パルブアルブミン							↓
ミオシン slow：MHC I , slow	→↓		↑			↑	↑→T
MHC1-2, slow	↓		↓			↓	↑→T
ミオシン fast ：MHC IIa fast	↓		↑			→	↓↑T
MHC (IId/x) fast			↑			↑	↓
MHC (IIb) fast	↑		↑		↑	↑	↓
MLC1 fast			↑			↑	↓↑
MLC2-3 fast			↑			↑	↓→T
アクチン：α-アクチン	↓	↓	↓		↓		↗
筋原線維 slow：Tn-C, Tn-T, slow			↑			↓	
α-Tm, slow			↑			↓	
Tn-I			↑				
筋原線維 fast ：β-Tm, Tn-C, Tn-T, fast			↑			↑	↓
Tn-I , fast			↑			↑	↑
4　エネルギー代謝関係							
Mt：クエン酸合成酵素, Cyt(b/c), Cyt Oxi	↓	↓	↓				↑
解糖系酵素 fast：LDH(M)							↓
解糖系酵素 slow：LDH(H)							↓
6　核内転写因子：c-fos, c-jun, JunB (1h)							↑
7　筋分化因子：Myf-5, MRF4 (2h)							↑
Myogenin (9 days)							
8　ストレスタンパク質：α B-クリスタリン, HSP70	↓						

データはラット，ラビット，マウスによる実験から得られた．遅筋はヒラメ筋，内側広筋，速筋は EDL 長指伸筋，TA 前脛骨筋，腓腹不動(固定(IM)，宇宙(S)，長期低頻度電気刺激(ESL)，MLC ミオシン軽鎖，Tm トロポミオシン，Tn トロポニン，LDH 乳酸脱水素酵素，M 骨格筋型，H 心筋型，Mt ミトコンドリア，Cyt シトクロム　Oxi 酸化酵素.

索 引

＜あ＞
アイソキネティック……………………130
アイソトニック……………………………130
アイソフォーム ………19，24，26，70
　　109，110，130，144
アイソメトリック…………………………130
アクチビン………………………………46，147
アクチン …………11，18，22，24，31
　　84，110，138
アグリン……………………………………81，151
アザシチジン……………………………38，145
アセチルコリン…………57，60，61，148
アポトーシス誘導因子…………………48
アライメント……………………………………138
αB-クリスタリン ………84，123，151
α-アクチニン…………………………………76
α-アクチン……………………………………20

＜い＞
Ⅰ型コラーゲン ……………………81，83
遺伝………………………………………………6，14
遺伝子発現 …………10，14，122，128
インスリン ……………………41，44，99
インスリン様成長因子 …………44，50
インテグリン…………………20，70，129

＜う＞
運動強度……………………………………………118
運動連鎖……………………………………………138

＜え＞
エキセントリックトレーニング………131
エフェクター……………………………………63

エンドサイトーシス …………………………43

＜お＞
オートクリン……………………………35，145
オクソトニック…………………………………130
オシレーション…………………………………59

＜か＞
階層性……………………………………………6，10
解糖系…………………………………………………90
核鎖線維………………………………………………86
核マトリックスラミン…………………………48
カスパーゼ-9……………………………………49
カテコールアミン………92，129，155
カテプシン………………………………43，146
カドヘリン………………………………71，150
カルパイン………………………………43，146
がん遺伝子……………………………………………31
環状ヌクレオチド……………………………62
関節運動………………………………………………20
γ-アクチン…………………………………20，44

＜き＞
機械的エネルギー………………………1，20
機械的刺激 ………7，11，76，84，141
基底膜 ……………………10，46，74，80
基底膜構造 ………………………16，20，70
キネシン ………………………………………19，22
ギャップ結合 …………………39，60，146
筋衛星細胞 ……………………10，38，46，50
筋芽細胞 ……………………………………38，70
筋管細胞 ……………………………26，38，50
筋グリコーゲン …………………90，92，96

筋腱結合 …………………………16, 74
筋原線維…………………………11, 108
筋細胞……………………………6, 62
筋小胞体 …………………………17, 29
筋線維……………………10, 16, 38, 126
筋線維タイプ ……………………117, 123
筋紡錘 ……………………………66, 86

<く>
クエン酸回路 ……………………102, 104
グリコーゲンローディング………100
グルコース ………………………95, 97
グルコース輸送担体 ……………98, 99
グルココルチコイド ……………44, 45,
　123, 129
クレアチンリン酸………………90, 103
クロマチン ………………………14, 23

<け>
血小板由来増殖因子 ……………50
血流量……………………………118

<こ>
好気的過程………………………102
後肢懸垂 ……………………49, 128, 154
グルコサミノグリカン
　ヒアルロン酸 …………………86
コスタメア…………………70, 74, 76, 150
骨格筋……………………………5, 26, 72
コドン ……………………………12, 40
コネクソン ………………………60, 149
コネクチン ………………………72, 75

<さ>
最大酸素摂取量…………………93, 132
サイトカイン………………28, 50, 144
細胞外基質……………3, 4, 7, 22, 70

細胞外マトリックス ………50, 70, 80,
　83, 129, 140
マトリックス
　メタロプロテアーゼ………39, 146
細胞骨格…………………………5, 11, 22
細胞死 ……………………………10, 48
細胞質 ……………………………7, 108, 136
細胞膜 ……………………………10, 29
サテライトセル …………………26, 38, 46
サルコメア………………16, 20, 35, 108
Ⅲ型，Ⅴ型コラーゲン …………83
酸化的リン酸化 …………………102
ジアシルグリセロール…………59, 149

<し>
持久性トレーニング ……………116, 119
軸索 ………………………………16, 19, 22
子実体 ……………………………7, 142
視床下部 …………………64, 134, 136
ジストログリカン ………………75, 78
シトクロムc ……………………48, 148
シナプス …………………………60, 149
ジヒドロピリジン受容体………29, 144
自由エネルギー …………………18, 20
重合 ………………………………14, 24
14-3-3タンパク質 ……………48, 148
使用性肥大 ………………………8, 30
心筋 ………………………………26, 72
心筋細胞 …………………………28, 62
神経筋接合部位 …………………60, 81
神経細胞……………6, 16, 19, 28, 62
進行性筋ジストロフィー ………78
伸張性収縮………………………66, 126
伸張性動作………………………131

<す>
錘外線維 …………………………86

スーパーオキシドジスムターゼ……102
ストレスタンパク質…4, 13, 123, 124
ストレス適応……………………125
ストレッチ ………7, 34, 48, 84, 141
ストレッチ活性化チャネル………129
スフィンゴミエリン………………28, 144
スペクトリン………………………43, 147
スポーツ外傷……………………138

＜せ＞
成長ホルモン……………………44, 126
静的筋収縮 ………………………66
接着 ………………10, 16, 36, 70
セリエのストレス応答系……134, 155
線維芽細胞増殖因子……………50
染色体………………………14, 142
セントラルドグマ…………4, 10, 12

＜そ＞
即時型遺伝子……………………84
速筋 ……………26, 36, 118, 126
外側網様体核……………………64

＜た＞
ターンオーバー…………………36, 42
対向輸送体………………………58
大腸菌………………………14, 23
タイチン……………………72, 75
ダイニン……………………19, 22
タイプⅠ線維………………114, 116
短縮性筋収縮……………………66
短縮性動作………………………131
弾性タンパク質…………………72

＜ち＞
遅筋………26, 36, 112, 118, 126
チャネルタンパク質……………62

中間径フィラメント ………15, 22, 24
チューブリン ……………19, 22, 24
張力 ………………………36, 70
チロシンキナーゼ ……………129, 154

＜て＞
ディスインテグリン ……………39
適応 …………………………3, 124
電位依存性Ｌ型
　ナトリウムチャネル…………57, 148
電位依存性
　ナトリウムチャネル…………60, 150
電子伝達系 ……………………102, 132
転写因子 ……………………34, 36

＜と＞
等尺性筋収縮 ……………………66
等尺性筋力発揮…………………130
等速性筋収縮 ……………………66
等張性収縮………………………66, 130
トランスアクティベーション…34, 145
トロポミオシン………20, 57, 110

＜な＞
ナトリウムチャネル……………60, 150

＜に＞
乳酸 …………90, 94, 103, 118
乳酸性エネルギー供給機構 ……96
乳酸性作業閾値………93, 96, 132
乳酸脱水素酵素…………………94

＜ぬ＞
ヌクレオソーム……………14, 142
ヌクレオチド……………………18

<ね>
ネクローシス …………………………48
熱ショック因子………………………124
熱ショックタンパク質………………124
ネブリン …………………………………75

<の>
ノルエピネフリン………………60, 134

パールカン ……………………………81

<は>
廃用性萎縮……………………………8, 30
白血病増殖阻止因子 …………………50
パラクライン ……………………35, 145
バリスティック………………………131

<ひ>
非コード領域 …………………………40
微小管モーター…………………22, 108
ヒストンタンパク質 …………………34
肥大 …………………………7, 30, 126
非乳酸性エネルギー供給機構………96
ビンキュリン ………………77, 84, 151

<ふ>
フィードバック調節 …………………67
フォールディング…40, 123, 124, 154
副腎皮質刺激ホルモン ………………64
物質の輸送 ……………………………98
プロテオグリカン………………81, 151
プロトンポンプ …………………104, 153
分化 …………………………16, 38, 70

<へ>
β-アクチン ……………………20, 44
ヘテロダイマー …………39, 48, 146
ヘパラン硫酸プロテオグリカン ……80

ペプチド結合 …………………………12
ペプチドホルモン ……………………43
鞭毛モーター …………………………23

<ほ>
ホスファチジル
　エタノールアミン……………28, 144
ホスファチジルコリン…………28, 144
ホスファチジルセリン…………28, 144
ホスホリラーゼ ……………………90, 92
翻訳 ………………………………15, 30

<ま>
マイオスタチン ………………………46
マイナス端 ……………………………76
マクロファージ ………………………50

<み>
ミオシン…………………5, 11, 18, 20
　22, 54, 108, 138
ミオシン重軽鎖 ………………………35
ミオシンⅡ …………………………108, 153
ミトコンドリア ………28, 35, 45, 92
　104, 114, 118, 123

<む>
無機リン酸 ……………………………20
無酸素的エネルギー供給機構………96
無酸素的代謝 …………………………93

<め>
メカニカルストレス…………………139
メチオニル tRNA ……………………40

<も>
毛細血管 …………………………45, 118
モータータンパク質 …10, 11, 18, 54

モーターユニット ……………………112
<ゆ>
有酸素的再合成 ……………………92
有酸素的代謝 ………………………93
遊離脂肪酸 …………………………96
輸送担体 ……………………………94
ユビキチン ……………………42, 146
<よ>
陽性変時 ……………………………64
予定筋芽細胞 ………………………38

<ら>
ラミニン2 …………………………78
ランビエ絞輪 ………………………60
<り>
リアノジンリセプター ……………17
リガンド ………………18, 62, 150
リボソーム ……………30, 37, 40
<れ>
レジスタンストレーニング …119, 130
レチノイン酸 ………………………46

欧文索引

<A>
ADP ……………………………54, 90
APAF-1 ………………………………49
ATP ……………10, 18, 24, 54, 90
　92, 94, 96, 102, 105
ATP-CP系 …………………………90
ATPase …………………………18, 112
ATPase活性 ………………………108
ATP合成酸素 ……………………105
<B>
b-FGF ………………………………46
Bcl-2ファミリー ……………48, 147
<C>
C. elegans ……………………26, 46
Ca^{2+} ………………11, 24, 28, 30, 62
Ca^{2+}ATPase ………59, 61, 112, 149
Ca^{2+}ウエーブ ………………59, 149
Ca^{2+}結合タンパク質 ………58, 148

Ca^{2+}スパイク ……………………58
Ca^{2+}ポンプ ……………35, 58, 112
Cキナーゼ ……………………43, 147
<D>
D-グルコース ……………………100
DNA ……………………………10, 14
DNA二重らせん ……………………15
DNAの断片化 ………………………48
DNAのメチル化 ……………………38
<E>
E12 …………………………………39
ECM ………………70, 129, 140, 141
EF-ハンド ……………………59, 149
<F>
FAK ……………………………49, 71, 148
Fas抗原 ………………………48, 148
FAT …………………………………99

FGFs……………………………50

＜G＞
GLUT4……………………………98
GTPキャップ ……………24, 144

＜H＞
HAT………………………………34
HSF ……………………124, 154
HSP70 …………………123, 154

＜I＞
Id…………………………39, 146
IGF ………………………31, 35
IGF1 …………………44, 46, 127
Immediate early genes……35, 36, 84
intrafusal fiber ……………86, 151

＜L＞
LIF ………………………………50
LT …………………………93, 132

＜M＞
MADSボックスモチーフ ……84, 150
MAP kinase ……………31, 84, 145
MEK kinase 1 ………………49, 153
Myf-5 ………………………38, 39
MRF4 ………………………39, 50
mRNA ……………………12, 122
MyoD ……………11, 38, 39, 50, 142
Myogenin……………………38, 39, 50
M線 ………………………72, 112, 153

＜N＞
Na$^+$チャネル ……………………57, 62

NAD$^+$ ……………………104, 153
NFAT ………………………31, 44, 145
N末端法則……………………42, 146

＜P＞
p300/CBP ……………………34, 145
p62TCF ………………………84, 151
PAK2 …………………………49, 148
PAS染色法 …………………112, 154
PEST配列 ……………………42, 146

＜R＞
ras …………………………31, 145
RNA ……………………………40
RPP……………………………135

＜S＞
SOD …………………………102
SRE …………………………44, 84
SRF……………………31, 35, 145

＜T＞
T-tuble ………………………98
TGF-β ……………………31, 50, 145
T管系 ……………………17, 28, 57

＜V＞
VCAM-1 ………………………39
VET …………………………132
$\dot{V}$O$_2$max ……………………132

＜Z＞
Z帯 …………………16, 44, 70, 76
Z線 …………………70, 72, 75, 76, 112

2001年1月11日　第1版第1刷発行
2004年3月20日　　　第2刷発行

［身体運動・栄養・健康の生命科学Q&A］
骨格筋と運動
定価（本体2,900円＋税）　　　　　　　　　　　　　　検印省略

編　者	跡見　順子Ⓒ
	大野　秀樹Ⓒ
	伏木　　亨Ⓒ
発行者	太田　　博
発行所	株式会社　杏林書院

〒113-0034　東京都文京区湯島4-2-1
Tel　03-3811-4887（代）
Fax　03-3811-9148
http://www.kyorin-shoin.co.jp

ISBN 4-7644-1045-1　C3047　　　　　　　　　　杏林舎／川島製本所
Printed in Japan

・本書の複製権・翻訳権・上映権・譲渡権・公衆送信権（送信可能化権を含む）
　は株式会社杏林書院が保有します．
・JCLS　<（株）日本著作出版権管理システム委託出版物>
　本書の無断複写は著作権法上での例外を除き禁じられています．複写される
　場合は，その都度事前に（株）日本著作出版権管理システム（電話03-3817-5670，
　FAX 03-3815-8199）の許諾を得てください．

既刊好評書 身体運動・栄養・健康の生命科学Q&Aシリーズ

活性酸素と運動

編集　大野　秀樹
　　　跡見　順子
　　　伏木　　亨

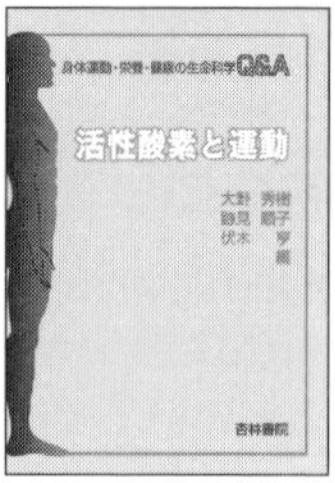

A5判・148頁
図表62
定価
（本体2,600円+税）

概略目次

活性酸素の基礎
活性酸素とは？／生体での活性酸素発生源は？／抗酸化酵素システムとは？／活性酸素による遺伝子傷害とは？／運動と活性酸素の役割

1. 活性酸素発生系とその反応
運動は活性酸素の発生を高めるか？／キサンチンオキシターゼ(XO)の反応は？／一酸化窒素(NO)の反応は？／サイトカインの反応は？／過酸化脂質の反応は？／オゾンの影響は？／紫外線の影響は？／鉄(Fe)の反応は？／カルシウム(Ca)の反応は？

2. 活性酸素防御系とその役割
カタラーゼ(CAT)の役割は？／グルタチオン(GSH)の役割は？／高密度リポタンパク質(HDL)コレステロールの役割は？／β-カロテンの役割は？／ビタミンB2とB6の役割は？／ビタミンCの役割は？／ビタミンEの役割は？

3. 臓器での役割
脳への影響は？／骨格筋への影響は？／心筋への影響は？／呼吸筋への影響は？／肝臓への影響は？／白血球への影響は？／赤血球への影響は？

4. 臨床での役割
癌との関係は？／動脈硬化との関係は？／心筋梗塞との関係は？／肥満との関係は？／糖尿病との関係は？／リウマチとの関係は？／免疫との関係は？／喫煙の影響は？／アルコールの影響は？／大気汚染の影響は？／老化との関係は？／無重力の影響は？／高温／低湿環境の影響は？／茶、赤ワイン(ポリフェノール)は抗酸化能を高めるか？

栄養と運動

編集　伏木　　亨
　　　跡見　順子
　　　大野　秀樹

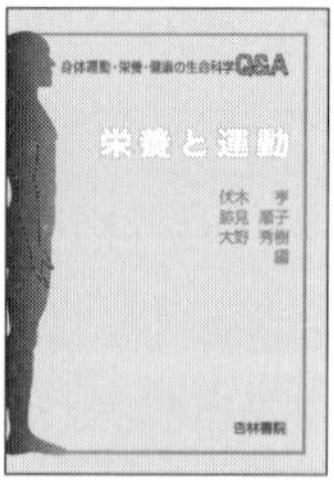

A5判・146頁
図表70
定価
（本体2,600円+税）

概略目次

I. 運動能力と関連の深い栄養素
1. ビタミン…エネルギーの生産に関係するビタミンにはどのようなものがあるか？
2. ミネラル…運動中の発汗によってどれ位のミネラルが失われるのか？
3. タンパク質…運動選手のタンパク質必要量は？
4. 脂　肪…脂肪の吸収・蓄積・利用はどのように行なわれるのか？
5. 炭水化物…糖が運動中に重要である理由？
6. 水…運動中の水補給はどのようにすればよいか？

II. 競技能力に影響を与える栄養素・食品
1. 持久運動…マラソン選手の理想的食生活は？
2. 瞬発性運動…瞬発力は何から生まれるのか？
3. トレーニングと栄養…速やかな疲労回復のための食事は？
4. 貧血と栄養補給…鉄の摂取は運動選手の貧血にどの程度有効か？
5. ミネラルの補給…骨代謝にミネラル摂取はどの程度影響するか？
6. ドーピングと食品…禁止されている薬物とは？
7. 抗酸化剤の効果…運動によって活性酸素は増加するか？

III. シェイプアップのための運動と食品・栄養
1. スリムになるための運動…運動でスリムになる利点は？
2. ダイエット中の運動と食事…体重制限のある競技の食事はどうすればよいか？

IV. 健康維持のための運動と食品
生活習慣病とは？